精神健康
社会工作实习

JINGSHEN JIANKANG

SHEHUI GONGZUO SHIXI

范乃康 刘 俊 郭 瑞 主编

U0243428

中国社会出版社

国家一级出版社·全国百佳图书出版单位

编委会

序　言

当前，我国正处于社会转型期，各种社会矛盾增多，竞争压力加大，精神障碍患病率呈上升趋势，精神健康问题不仅是医学问题，更是影响经济社会发展的重大公共卫生和社会问题。

精神健康社会工作是涉及精神卫生与社会工作双重领域的专门学科和实务领域。改革开放以来，伴随着精神卫生事业的蓬勃发展，精神健康社会工作实务在精神卫生领域有了进一步拓展和深入。特别是近年来，广大精神健康社会工作者认真学习贯彻全国卫生与健康大会精神，以专业价值观为指导，综合运用社会工作专业知识、方法、技巧以及精神卫生知识，为有需要的精神障碍患者和家庭提供有关社会、经济、情绪、人际关系、家庭生活、职业生活等方面的多元化服务，为其构建有效的社会支持网络和融入社会奠定了坚实的基础。

山西省社会福利精神康宁医院是省属精神卫生福利机构，三级甲等精神病专科医院，也是全省较早由社会工作介入精神障碍患者服务的精神卫生社会福利机构。先后被民政部评为全国首批社会工作服务示范单位、第二批社会工作人才队伍建设试点示范单位,是山西省医务社会工作实务实习实训基地。该院精神健康社会工作经过 10 余年积极探索,基本形成了具有精神卫生福利机构特色的社会工作服务模式,尤其是在协助服务对象开展入院适应、经济援助、情绪疏导、自主互助、资源链接等方面发挥了独特的作用。

在精神健康社会工作探索过程中,该院与省内开设社会工作专业的山西医科大学和太原科技大学开展合作,承担两校社会工作专业学生的实习带教工作,积极开展精神健康社会工作实务和理论研究。经过总结自身发展经验,该院社工部联合山西医科大学、太原科技大学教师精心编写了《精神健康社会工作实习》。该书涵盖了精神健康社会工作实习的理论、要素、实习各个过程、安全防护以及实习中的常见问题和答疑等章节。在建设健康中国的时代背景下,相信该书的出版,不仅是对精神健康社会工作专业实务、专业发展与制度的标准化和规范化建设所做的积极探索,同时也为高校社会工作学生实习提供有益帮助,必将进一步推动精神健康社会工作创新发展。

实践告诉我们,伟大事业都始于梦想、基于创新、成于实干。而梦想、创新与实干,就是我们飞向远方的强大动力。

是为序。

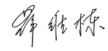

目　录

第一章　精神健康社会工作实习概述

精神健康社会工作实习是社会工作实习教学中较为特殊的专业领域之一，要圆满完成实习任务，不仅要关注实务层面，更离不开对精神健康社会工作教育的理解与运用。本章从精神健康社会工作实习的概念及目标、实习意义、实习原则、实习内容与形式四方面对精神健康社会工作实习进行概述。

第一节　精神健康社会工作实习的概念及目标

一、精神健康社会工作实习的概念界定

精神健康社会工作实习是指学校有计划地组织社会工作专业学生到精神健康医疗机构、综合医院精神科、精神卫生中心、社区康复中心等地接受精神健康社会工作实务技巧训练和价值观培养的过程。

在实习期间，实习社工作为服务团队的一员，与医生护士等专业技术人员一起，共同协助患者及家属应对疾病以及由此

带来的个人、家庭、社会功能受损等问题，帮助患者恢复身心健康和各项社会功能。

二、精神健康社会工作实习目标

无论在国内还是国外，社会工作实习都被赋予了明确的目标。比如澳大利亚莫纳什大学要求学生在实习中掌握 9 个领域的学习目标，分别为：价值观与伦理、组织与社区情景、立法与社会政策、运用实践中的知识、有效的人际沟通技能、自我学习与批判性的反思、评估与介入的技能、研究、有文化敏感度的实践。

中国台湾东海大学曾华源教授把社会工作实习教学的目标归纳为五个方面：专业知能、专业自主、专业自我、专业认同、专业成长（曾华源，1987）。这一划分得到了国内学界较广泛的认同。

中山大学罗观翠教授提出社会工作实习的目的要在掌握专业知识、提升自我效能、养成批判性思考、学会终身学习、培养专业认同和促进专业成长六方面发力。

综合国内外学者们的观点，同时考虑精神健康领域的特殊情况，精神健康社会工作实习应为实现以下目标而不断努力：

（1）掌握精神健康社会工作相关知识。

（2）减少甚至消除对精神障碍患者的歧视与偏见。

（3）践行社会工作价值观与专业伦理。

（4）提升社会工作专业技能。

（5）养成反思与批判思考的习惯。

（6）形成对社会工作专业的认同。

第二节　精神健康社会工作实习意义

社会工作实习是社会工作专业教学中的必要一环。精神健康社会工作实习对实习社工、高校、实习机构以及社会工作专业发展都将产生深远的影响，本节从四方面分别阐述精神健康社会工作实习的意义。

一、实习社工方面

通过实习机构给予的实践机会，实习社工能够将课本理论知识运用于实践，提升实习社工的专业技巧和能力。通过与精神障碍患者接触，实习社工能够对这一群体面临的生存境遇有深切感受，并形成对社会工作价值观与伦理的逐步内化，增强其对专业的认同感和使命感。通过专业实习，实习社工可以检验自己是否适合做社工，并提前进行职业生涯规划。

实习社工与精神障碍患者的接触使得他们形成了对这个群体相对客观的认识和评价，无形中改变了他们对精神障碍患者的看法和态度，有利于消除社会歧视和偏见。

二、高校方面

高校借助实习机构提供的实践平台完成对学生的实习教学和考核，培养实务与理论研究能力兼备的社会工作人才。同时实习社工在实习期间服务的案例可以丰富课堂教学内容，在实务中遇到的操作困惑、伦理两难、价值观的反思等为进一步研究提出了新的挑战和思路。

三、实习机构方面

对实习机构而言，精神健康社会工作实习不仅补充了专业力量为广大精神障碍患者服务，同时有助于提升社会工作专业人才的实践能力。与高校建立友好合作关系，可帮助机构提升科研教学能力，扩大机构的社会影响。

四、社会工作专业发展方面

高质量有效果的精神健康社会工作实习除了对实习社工、高校、实习机构产生积极影响之外，对社会工作专业发展也大有裨益。首先实习为社会工作专业人才培养注入了强大的活力。其次精神健康社会工作实习使得高校和机构形成专业发展的命运共同体，实现了高校与机构在科研、教学、实践等方面的共融发展。最后实习社工有力地补充了精神健康社会工作服务的专业力量，为广大的精神障碍患者及家属提供专业服务，使大众对社会工作的认识更进一步，这是对社会工作专业最直接、最有效的宣传。

第三节　精神健康社会工作实习原则

社会工作作为一门实务性和应用性较强的学科，专业实习的重要性不言而喻。在精神健康社会工作实习中，大部分社工学生对这一领域较为陌生，甚至对精神障碍患者存在不同程度的偏见和误解。因此，在精神健康专业实习中，机构督导和高校督导必须时时提醒，确保实习社工在实习期间遵守以下几项实习原则。

一、以实习参与者的安全为底线：安全性原则

实习参与者的安全主要包括实习社工的安全和精神障碍患者的安全。其中患者的安全贯穿从入院到出院的全部过程，在本节不作专门讨论。本节中所指的安全主要是指实习社工的安全。实习社工安全主要包括人身安全和财产安全两部分，要实现实习安全，需要高校、实习社工和实习机构三方共同合作。

（一）学生层面，树立安全第一、遵章守纪的思想

在校期间，实习社工必须依据高校督导的安排接受安全教育，并与同行实习伙伴建立良好的合作关系。在实习期间，实习社工要高度注意人身财产安全，配合机构做好防火防盗工作；讲究饮食卫生，预防传染疾病的传播；离开实习机构外出时要遵守交通规则，防止交通事故；实习社工还必须严格遵守高校和实习机构的工作纪律、安全管理制度和工作规程。因特殊情况须离开实习机构的，应向高校督导和机构督导及时请假，经批准后方可离开。当实习社工的观点与实习机构的要求发生冲突时，应及时报告高校督导进行协商。实习期间，实习社工每周至少要主动与高校督导联系一次，汇报实习情况，听取实习建议。

（二）高校层面，把好宣传教育和检查监督两道关

在开展实习之前，高校应集中组织实习社工进行安全教育，强调实习纪律和安全注意事项，提高其安全防范意识和自我防范能力，增强实习社工在实习情境下应对安全突发事件的自我处置能力。在实习社工离校前，应签署实习安全知情同意书等。实习期间，高校督导要认真履行职责，加强与实习机构和实习社工的联系，全面了解实习社工的生活状况和安全环境，加强日常管理和安全教育。

（三）实习机构层面，做好人员、场地和项目安排

作为承接实习社工的机构，实习机构在实习开始前应和高校做好沟通，共同探讨实习的内容与过程，排查可能存在的风险隐患。实习机构在实习开始前须对实习社工进行岗位介绍或岗前培训，使其对精神科以及精神障碍患者有充分了解，并能意识到其中可能存在的安全风险。在实习期间，机构要有针对性地对实习社工进行人员、场地和项目的安排，并选派有丰富实践经验、对专业高度认同的专业人员作为机构督导，一方面对实习社工实习中存在的困惑进行答疑，另一方面保持与高校督导的联系，以处理潜在的突发事件。

要强调的是，实习社工在机构实习期间发生事故不属于工伤，不能享受工伤保险赔偿，因此实习生权益保护可考虑通过购买短期人身意外伤害险等商业保险的方式解决，以最大限度保护实习社工权益。

二、以培养学生的专业价值观为核心：专业性原则

专业性是社会工作实习的灵魂，决定了实习社工能否通过实习教育树立坚定的专业信念、掌握有效的专业方法、形成良好的专业认同。不可否认，有些实习机构可能会存在实习安排不够专业，实习社工大部分时间在"打杂"等现象，还有部分实习社工实习意识淡漠，认为实习就是"去医院走走过场"等错误观点。因此，社会工作实习教育的专业性培养，需要学校和实习机构共同配合、通力协作。

（一）学校层面，做好理论教育和实习教育的衔接工作

在理论教学中，授课教师应结合实际案例或既往实习社工分享的案例，带领学生积极开展讨论、分享和模拟练习，让枯燥的理论和书本上的方法变成学生身边的鲜活事例。在实习开展前，应走访实习机构，了解其工作性质和工作内容，并积极和实习机构讨论相关实习安排，制定合适的实习目标。在实习过程中，高校督导应及时通过典型案例讨论、小组分享和个别督导等方式，发掘实习社工服务过程中的积极性与闪光点，让他们学会将自己的服务过程与专业理论方法相结合，通过正向的情绪体验来强化实习社工对于专业价值的认同。

（二）机构层面，做好项目开发和专业督导的准备工作

精神健康社会工作实习机构应充分发挥自身优势，协助实习社工设计可操作性强的实习项目。同时，选派专业水平高、职业素养强、有督导时间和督导意愿的工作人员作为机构督导，带领学生做好理论学习和专业方法的应用。社会工作专业

非常重视从业者的专业理念和价值观，教师身教的作用远远大于言传。因此无论是高校督导还是机构督导，都应该以身作则，遵从社会工作价值观及伦理的要求，给实习社工积极正面的影响。

三、以未来学生的职业化发展为导向：规范性原则

规范专业的实习安排，既可以有效提升实习社工的专业认知程度，又可以让其提前感受未来从事这一职业的工作性质、工作内容和工作前景，为其毕业走上工作岗位，实现高校和工作单位的"无缝对接"奠定良好基础。这种规范性主要体现在以下五个方面。

（一）实习环境的规范性

良好的实习安排应该让实习社工充分了解机构的工作职责、管理方式、服务政策和内容，体验本行业专业社会工作者的实际工作情境，从而对自己未来可能从事的职业感同身受，并提前做好相应的职业规划。

（二）实习纪律的规范性

现下不少大学生追求"个性""自由"，不愿意被过多束缚和限制。但在精神健康领域，必须严格遵守机构的规章制度，任何疏忽都可能影响患者的治疗和康复。实习社工如果连起码的实习纪律都无法遵守，那么将来的发展可能会遇到更大的阻力。

（三）工作态度的规范性

实习是未来职业发展的缩影，一个缺乏端正态度的实习

生，可能是对这个行业没有信心，也可能是对于实习机构和领域缺乏兴趣。高校督导和机构督导应该关注每一个实习社工的实习态度和工作状态，及时纠正实习社工可能出现的态度不端，了解其内心动态，并通过鼓励、劝导、调整岗位或者终止实习等措施加以解决。

（四）团队合作的规范性

在精神健康实习过程中，实习社工除了要和督导及同行社工密切合作之外，还需要和患者的主管医生、护士、康复师以及心理治疗师密切合作，各自从不同领域为患者提供服务，促进患者全方位的康复。实习社工在与团队成员密切合作的过程中，逐步学会既分工又合作，担责但不过度揽责，保持团队高效运作。

（五）文书撰写的规范性

规范严谨的文书，既是实习社工对自己服务过程的记录和展示，督导也可以通过阅读记录对实习过程进行督导，促进实习社工的专业成长。在痕迹化管理越来越被各方重视的当下，实习社工除了要完成专业服务之外，在实习过程中必须重视文书工作，养成严谨撰写的良好习惯。

四、以教学相长、因材施教为目标：针对性原则

个别化是社会工作的重要原则之一。在精神健康社会工作实习中，每一名患者病情、康复状况、性格、兴趣爱好、家庭支持情况、服务需求等各不相同，每一名实习社工性格、兴趣、擅长点均不同，两者之间有较好的匹配，才能为患者提供所需的服务。

（一）向学生传达明确的实习信息

在开展实习工作之前，通过实习动员会等形式向实习社工阐明其自身、实习机构、高校督导、机构督导乃至服务对象的角色和权利义务关系；明确不同实习机构的不同服务领域、工作性质和项目要求；明确实习过程中不同的实习角色期待；引导实习社工结合自己的兴趣和需求，选择适合自己的实习机构。

（二）营造教学相长、鼓励创新、督导及时的良好氛围

通过当面督导、座谈会、微信群等灵活多样的形式，及时对实习社工进行指导，鼓励其将课堂所学的基本理论知识和技巧与机构实际工作整合；及时听取实习社工的反馈意见并给予针对性的鼓励和指导。

第四节　精神健康社会工作实习内容与形式

社会工作是一门应用型学科，实习社工需要在具体真实的社会面前，在鲜活生动的服务对象面前，理解社会工作服务的专业性和复杂性，体验社会工作技巧方法的严格性与灵活性，领会社会工作专业价值的内涵。这些都需要以具体可行的实习内容和便于实施的实习形式为载体。

一、精神健康社会工作实习内容

精神健康社会工作实习是按照实习领域划分的，其内容与精神健康相关机构的内外部环境密切相关。因此，社会工作实习不仅要满足社会工作专业教学的需求，也要适应所在机构的具体工作环境。

（一）实习内容设计的原则

1. 高校和机构协商原则

实习内容的确定应遵循多方协商的原则，由高校、实习机构和实习社工共同确定。

2. 专业工作与日常事务合理平衡原则

实习社工在实习机构实习要开展两大类工作：一类是专业服务工作，另一类是事务性或行政性工作。大部分实务工作，学生觉得契合实习目标和要求，因而非常乐意尝试，但对于行政性工作则有不同程度的排斥。因此，在实习内容的设计上，既要有专业的要求，又要让学生放平心态接受机构安排的合理日常事务，并将其作为了解机构资源和服务对象的途径之一，尝试在日常事务中展示专业形象和发现社会工作介入的可能性。

（二）精神健康社会工作实习的具体内容

精神健康社会工作实习的具体内容，在不同的高校和实习机构会有不同的要求，基于不同的专业水平和专业兴趣的实习社工也会有不同的安排。

1. 主要具体内容

一是专业方法的运用，包括个案社会工作、小组社会工作、社区社会工作等直接工作方法以及社会工作研究、政策倡导等间接工作方法。二是上述方法所应用的主要服务领域，针对患者主要开展住院适应、康复计划、情绪疏导、心理支持、政策咨询、出院计划、转介服务等内容。针对患者家属主要开展情绪疏导、心理支持和政策咨询等内容。三是针对实习机构主要开展的组织协调、患者管理、个案管理、应急医疗处置、宣传教育、医患沟通等内容。四是针对实习机构主要开展的能力康复与发展、职业康复与就业、照顾者支持、政策咨询与救助、宣传教育等内容。

2. 精神健康社会工作实习内容

（1）撰写实习计划。实习社工的方案计划必须由实习社工、高校督导和机构督导三者共同参与拟订，并由高校督导和机构督导审核通过后方可实施，这样才能够将个人专业兴趣、学校的教学要求和机构的服务要求有机结合起来。

（2）了解服务资源。实习社工在进入实习机构后要对实习机构及服务对象周围可调动的资源有充分的了解。例如，了解实习机构以及当地的惠民惠医政策，这样能够及时地为精神障碍患者及家属链接资源。

（3）开展个案工作。实习社工运用专业方法和技巧，为有需要的精神障碍患者及家属提供个性化服务，协助其解决因疾病导致的各类问题。在实习过程中，一般采用面对面的方式。

（4）提供小组服务。小组活动是团体情境下进行的社工服务形式。它以小组为对象，运用适当的辅导策略和方法，通过组员间的互动，促使个体在交往中实现问题解决和自我成长。

（5）展开社会调查。实习社工可就精神健康领域中较为关注的问题进行调查了解，并提出针对性的问题解决方法。

（6）撰写实习报告。实习报告是指实习社工应在实习期间及实习结束之后，将实习工作、学习经历等撰写实习报告，对专业实习过程进行描述、总结和反思。

（7）其他服务。实习社工也可以根据学校及机构安排，开展相应的社区宣传、健康倡导等活动，或者在助残日、精神卫生日之际开展相应的主题活动。

二、精神健康社会工作实习形式

实习形式是指社会工作专业实习具体的实现方式，主要包括实习时间和空间的安排，实习场所的确定以及实习教学人员的组合形式等。史柏年将实习形式定义为：实习形式也称实习组织形式，它是指教师和学生按照一定的制度和程序而实现的协调的实习教学活动的结构形式。

精神健康社会工作实习形式，按照专业性不同可分为志愿服务、观察实习、专业实习以及方案实习四类。

（一）志愿服务

志愿服务是社会工作专业学生参与精神健康机构的相关活动，为患者及家属提供力所能及的服务。志愿服务既可以是学校统一组织的，也可以是学生自愿主动参与的。实习时间不限，实习形式灵活。

（二）机构探访与观察实习

机构探访是实习社工利用课余时间到社区或者精神健康机构进行的服务，主要是与实习机构和服务对象建立联系，进行需求调查和评估，为专业实习和专业服务做准备。

机构探访或观察实习主要针对低年级社会工作专业学生，一般时间较短，多则一周，少则一天。实习社工可跟随机构督导进行病房探访，协助机构督导开展小组活动、社区宣传活动等，通过参与观察了解实习机构及服务对象。

（三）专业实习

专业实习是主要针对高年级社会工作专业学生开展的比较系统、全面的社会工作实习，专业实习的时间要求至少一个月。学习的主要任务是结合实习机构、服务对象及学校的需求设计个案、小组和社区服务方案并组织实施。

（四）方案实习

方案实习重点关注学生的方案规划和执行能力，目的在于培养学生设计、执行及评估社会服务方案的能力，训练学生链接与运用社会资源的能力，锻炼学生沟通、协调、组织及领导等组织运作能力。

方案实习主要针对高年级社会工作本科学生和研究生开展，要求实习社工具有一定的理论基础，具备方案设计和评估的基本能力。实习社工可在高校组织协调下进入实习机构实施方案并评估方案的执行效果，例如毕业实习就是实习社工以完成方案或毕业论文为目的进入实习机构实习。

参考文献

[1] 史柏年，侯欣．社会工作实习［M］．北京：社会科学文献出版社，2003.

[2]［美］戴维·罗伊斯，等．社会工作实习指导（第六版）［M］．何欣，译．北京：中国人民大学出版社，2012.

[3]［美］巴里·库尔努瓦耶．社会工作实务手册［M］．万育维，译．台北：洪叶文化事业有限公司，2009.

[4] 田国秀．社会工作专业实习［M］．北京：中国人民大学出版社，2016.

[5] 宋丽玉，曾华源，施教裕，郑丽珍．社会工作理论——处遇模式与案例分析［M］．台北：洪叶文化事业有限公司，2010.

[6] 范乃康．精神卫生社会福利机构社会工作实务［M］．北京：中国社会出版社，2018.

[7] 罗观翠．社会工作实习教育与指导手册［M］．北京：社会科学文献出版社，2013.

第二章　精神健康社会工作理论

社会工作理论既是社会工作专业知识产生和发展的重要标志之一，也为社会工作实践提供了方向和原则，使社会工作服务更高效。社会工作专业的很多理论对精神健康社会工作有指导和启示作用，为便于理解和分类，本章以介入服务对象的视角出发，从微观、中观和宏观三方面介绍与精神健康社会工作密切相关的理论。

第一节　精神健康社会工作微观理论

一、精神分析理论及其运用

（一）基本观念

1887 年，弗洛伊德作为神经病理学家，开始采用催眠术对歇斯底里症进行治疗和研究，试图通过对精神障碍患者的研究，解释人类社会的心理基础，即人类的心灵或者精神是如何影响行为的。弗洛伊德在 1915—1917 年发表《精神分析引论》、1923 年发表《自我与本我》，形成了从人类的性与原欲本能阐述人类心灵运作的理论。精神分析理论于 20 世纪 20—30 年代开始在欧美社会工作中产生影响，直到 20 世纪 60 年代一直在临床社会工作中发挥主导作用。精神分析理论的出现，深化了人类对自身的认识，并将人类问题的研究从生理层面引向心理层面。

精神分析理论主要观点如下。

1. 意识层次理论

弗洛伊德认为人的意识层次包含意识、前意识、潜意识三个层面，人的精神活动会在这三个层次中发生和进行。其中意识是人类可以随意想到并且清楚察觉的主观经验。前意识虽不能即刻回想起来，但经过思考可以察觉，可以进入意识领域。潜意识是原始的冲动和各种本能，通过遗传获得的各种人类早期经验以及个人遗忘了的童年时期的经验和创伤性经验等，而潜意识就是人类各种问题的根源。因此，可以通过释梦和自由联想，探寻潜意识的意义，进而解决服务对象存在的问题。

2. 人格结构理论

弗洛伊德将人格分为本我、自我和超我三部分。其中本我是人格的原始系统，由内驱力和欲望组成，遵循的是享乐原则。自我是本我由经验中发展出来，包括意识和前意识，自我支配和管理着人格，调节本我的欲望以及超我与外界环境的要求，自我遵循的是现实原则。超我是由自我发展而来，包含意识和前意识，也包含部分潜意识。超我包括两个层面：一是良心，即界定什么是不应该做的；二是理想，界定什么是应该做的。当行为符合超我的要求时，个体感到骄傲和自尊，反之则会感到罪恶和自卑，超我遵循的是道德原则。

当自我、本我、超我三者之间保持和谐平衡的状态时，个体的人格就是完善的；如果三者之间的平衡被打破，个体人格会失调，相应的行为活动就会出现问题。因此，要解决服务对象的问题，必须加强对自我的强化，治疗者需要和服务对象一起探讨本我的原始欲求，并检视出不和谐的部分，使服务对象能够察觉并作出改变。

3. 焦虑和防卫机制

弗洛伊德认为，焦虑是一种紧张状态，当人的本我欲望违反超我的原则时，自我就会发出警告，个体内部出现无法接受的冲突。当自我无法控制焦虑时，就会依靠防卫机制来消除各种不愉快的情绪体验以减少内心的冲突。防卫机制有正向的，也有负向的，主要包括：否定、替代、认同、投射、合理化、退化、压抑、反作用、升华等。防卫机制其实是一种自我调适的方法，以帮助个体应对压力，防止自我被压垮。

4. 性心理发展

弗洛伊德将人的性心理发展分为口腔期、肛门期、性器期、潜伏期、生殖器期五个阶段，并将性心理发展作为个体发展的心理基础。在不同的发展阶段，人们会以不同的方式获得性的满足，以释放能量，如果人的欲望得不到释放和满足，就会出现压力或焦虑，影响本阶段以及后续各阶段人格的发展。因此治疗的关注点在于协助服务对象解决其在某阶段未解决的心理冲突。

弗洛伊德的理论将人类对疾病的关注点从生理层面拓展到

精神和心理层面，重构并理解困难的早期生活事件尤其是儿童期创伤性经历对个体的重要治疗意义，并强调每个人的早期经验是不同的，应区别对待。同时指出自我意识和自我控制是社会工作者干预的主要目标，这些都对社会工作理论的发展作出了杰出贡献。然而其对性的过分解读、忽视对社会环境的关注、干预过程较长等也为后来的学者所批评，这也提示我们在使用该理论时应扬长避短，借鉴其对社会工作的有益成分。

（二）对精神健康社会工作的启示

1. 注重服务契约或者协议

精神分析可能会引发服务对象痛苦的情绪体验，因此服务对象必须有充分准备并且知情同意。在精神健康社会工作服务中，社会工作者在开展个案或者小组工作前，最好签订服务协议，明确双方权利责任和义务，同时由于契约是双方约定而成，也有利于激发服务对象积极参与改变的动机和行为。

2. 服务环境的重要性

精神健康社会工作者在个案服务过程中，尽量选择光线明亮、安静、不易被打扰的环境，服务对象感到安全和心情舒畅，才有可能对社会工作者畅所欲言。

3. 注重建立专业关系

精神健康社会工作者与服务对象建立良好的专业关系，服务对象只有觉得社会工作者是可信任和值得信赖的，才会将自己的痛苦经验讲述出来。精神健康社会工作者与服务对象专业关系的建立大多是在自然情境下通过社会工作者对服务对象的点滴关心搭建的。

4. 专注倾听，适时反馈

在服务过程中，精神健康社会工作者要尝试将自己置身于服务对象情境中，理解其想法和感受。同时对于服务对象阐述的内容，适时反馈和诠释，以免造成双方信息理解偏差。

5. 重视服务对象早期经历

精神健康社会工作者在收集患者基本信息时，要注重服务对象的早期重要经历尤其是创伤性经历，必要时可询问服务对象的家人及主要照顾者。需要注意的是，询问时尽量使用中性词如：询问服务对象"有什么难忘的事"或者"记忆深刻的事"，而非直接询问"有什么创伤性的事"。

6. 注重挖掘精神症状背后的意义

精神障碍患者表现出的症状，有时可能是服务对象潜意识的内容，精神健康社会工作者要敏锐察觉，并帮助服务对象修正那些可能造成问题的潜意识。

7. 注意时间限制

在此处不仅仅指单节服务时间的限制，社会工作者也要考虑患者住院时间和经济条件的限制，尽可能在有效时间内为患者提供相对完整的服务。

8. 适用范围的限制

精神分析是以"谈话"为主的治疗，对不善言辞的精神障碍患者可能不大适用。另外由于其关注的是个体心理层面，因此对于那些亟须解决现实中实际困难如经济困难、无人陪护等的精神障碍患者也不适用。

二、认知行为理论及其运用

(一) 基本观念

认知行为理论是认知理论和行为理论的交融和整合。在20世纪90年代之前，认知理论和行为理论是两种不同的心理学理论流派，1993年学界开始将两者合为一个理论流派。其理论基础主要来自经典条件反射、操作性条件反射、社会学习理论以及认知学习。

上述四种理论基础中，最有影响力的是艾利斯（Ellis）的情绪ABC理论：即激发事件（A）（activating event）只是引发情绪和行为后果（C）（consequence）的间接原因，而引起C的直接原因则是个体对激发事件A的认知和评价而产生的信念（B）（belief）。因此，人的消极情绪和行为障碍结果（C），不是由于某一激发事件（A）直接引发的，而是由于经受这一事件的个体对它不正确的认知和评价所产生的错误信念或非理性信念（B）所直接引起的。

认知行为理论聚焦明确的行动，且有结构性和可操作性的方法，用来解决各种各样的情绪和行为问题，并在抑郁、焦虑、社交恐惧等方面有较好的应用。但因其过于强调理性和对服务对象的标准化操作，容易使社会工作者忽略服务对象的背景多样性和丰富性，也容易忽视环境因素。由于认知行为理论对个体的认知能力有较高的要求，要求服务对象能够识别自己的想法并讨论其感受，再加上使用该方法的工作人员也须受过专业系统的训练，因此认知行为理论在精神健康社会工作使用中受到一定程度的限制。

（二）对精神健康社会工作的启示

1. 适时制止跑题的患者

因为认知行为疗法见面的次数、目标和主题均是确定的，因此在有限的服务时间内，如果会谈内容偏离既定主题的话，社会工作者一定要适时制止，并将服务对象拉回到既定主题上。

2. 健康教育的重要性

有些居民对精神障碍、药物治疗等存在错误的认知，家人得病之后请"巫婆""神汉"等驱病，即使到医院就诊，也担心药物会产生各种副作用，拒绝服药或者偷偷扔药藏药等。精神健康社会工作者要通过多种形式的健康教育，使服务对象甚至社会大众对精神障碍有相对理性和正确的认知，并及时去正规医院进行系统治疗和康复。

3. 善用服务对象周边系统

精神健康社会工作者在为鼓励服务对象将学习到的新行为运用到现实生活中时，一定要与服务对象相关联的"重要他人"一起工作，并在服务对象出现期待行为时，及时给予鼓励和支持，促使服务对象行为得到保持。

4. 重视榜样、示范的作用

在小组中，精神健康社会工作者、医护人员、家人以及其他病友都可以为服务对象进行有效的行为示范，使服务对象快速习得正确有效的行为。

5. 社交技能训练的应用

对于康复期社交功能退化的精神障碍患者，精神健康社会工作者可以通过模仿、角色扮演、布置家庭作业等方式教授其基本的技能，逐步提升其自信心。

6. 压力免疫训练的应用

精神健康社会工作者在日常与服务对象接触中注重收集各类服务对象担心和困扰的问题，并采取面谈或者头脑风暴的方式与服务对象一起商讨可采取的策略，并由其选择最佳策略。压力免疫训练可使服务对象提前了解解决问题的策略和执行应对的技巧，以减少其因对未知的焦虑和担忧产生的各种压力及负面情绪。

7. 做好教育者和陪伴者的角色

精神健康社会工作者初期的角色主要是教育者，教导协助服务对象察觉非理性的认知，向服务对象解释认知行为模式的运作方式等，在中后期要与服务对象一起讨论认知错误，确定行为修正的目标，学习正确的行为。在此过程中，服务对象观念的改变是一个长期的过程，精神健康社会工作者要有足够的耐心和服务对象一起成长。

三、寻解治疗理论及其运用

（一）基本观念

寻解治疗理论是由史蒂夫·德·沙泽尔（Steve De Shazer）、茵素·金·博格（Insoo Kim Berg）等人于 20 世纪 70 年代后期在美国创立的短期家庭治疗中心（Brief Family Therapy Centre）发展出的一套治疗模式。寻解治疗理论聚焦于服务对象的解决方法而不聚焦于问题，它相信服务对象有足够的能力和资源去解决自己的困难，不把服务对象看成是一个有问题和有遗憾的人。

该理论以现在及将来为焦点，由服务对象自己选择可行的目标或方向，不执着于问题的定性与成因，不探讨问题的诊断与评估。在寻解治疗理论中，工作者不是高高在上的专家，而是与服务对象平等的合作伙伴关系，彼此分享人生经验，从此时此刻出发，专注于改善现在，鼓励服务对象从其强处及成功经验出发，通过服务对象表达对负面行为及事件的理解和感受，关心并引导他们期望的转变，从而实现改变。

寻解治疗在具体应用中有三大黄金定律：

第一是如无破损，且由得他。工作员不应以自己的标准和意愿将问题强加于服务对象，不得在没有服务对象的邀请、允许的情况下强行介入与服务对象提出的问题完全无关的方面。应专注于服务对象的感受，以有没有服务对象的邀请为准，决定是否介入。

第二是如见成效，继续尝试。留意服务对象成功的经验，鼓励其继续尝试，推动其积极及有效的行为，加强服务对象改变的决心。

第三是知其不行，另寻他法。当以往的方法无效时，要作出反省及检讨，改以其他可能更有效的方法解决问题。

寻解治疗理论将治疗聚焦于解决方案上，不关注服务对象问题背后的成因、动机等，是一套务实且以目标为本、以行动为主的工作模式。虽然该理论有较强的实务性，但不可否认的是以往的经历和问题对现在确实会有影响，因此搁置问题探讨解决方法最终是否有利于问题真正地解决值得思考。此外，寻解治疗理论有许多实操性的技巧与方法，这就要求使用该方法的工作人员必须熟练掌握这些技巧，融会贯通，切忌为了使用技巧而使用技巧。

（二）对精神健康社会工作的启示

寻解治疗理论以其速度快、不纠结于原因、专注于问题的解决而被广泛应用于精神健康领域。

1. 关注成功经验的询问

寻解治疗理论相信服务对象是有能力和资源的，通过询问服务对象的成功经验，可以增强其信心，同时也可从成功经验中找出更多的解决问题的线索。面谈前的转变是一种特别的成功经验，精神健康社会工作者可在首次面谈前与服务对象探讨之前采取了哪些有效的行动。

2. 关注例外情况的询问

对于一些看上去很难改变的目标，如酒精依赖、精神障碍病情反复等问题，询问例外情况尤为有效。服务对象可能会因为这些问题而感到绝望，但通过精神健康社会工作者询问例外情况，他们会惊奇地发现生活中会存在问题稍减或不出现的时刻，精神健康社会工作者引导其找出引发例外情况的行为，予以复制，从而使问题逐渐减少，例外情况逐渐增加。

3. 关注奇迹情境的询问

精神健康社会工作者引领服务对象设想将来问题已经解决的时刻，邀请服务对象想象问题不再困扰自己的生活场景。在回答奇迹情境时，服务对象可能会经历愉快的情绪体验，这会增强他们对治疗的积极感受。值得注意的是，在使用奇迹问题时，应对服务对象的人生观和价值观有一定程度的了解，并尽可能使用服务对象常用的语言和信念提出询问。

4. 关注刻度评估的询问

刻度评估是以简单的数字为基础，将服务对象抽象的内容量化，使精神健康社会工作者协助服务对象在模糊的目标中找到不那么艰巨、可以掌握的步调。刻度化本身没有现实意义，但它提供了一种可以实时追踪进展的方法，可以用来衡量服务对象的动机、自信心、合作意愿、改变程度等。

5. 关注应对经验的询问

当服务对象诉说前途一片灰暗，自己一事无成，感到极大挫折时，精神健康社会工作者相信服务对象仍能努力坚持至今，总有办法应对问题，或防止问题继续恶化。应对经验的询问就是要找出服务对象面对困难的应对方法，使其察觉并检视其过往应对问题的方法，鼓励服务对象改良这些方法。

6. 关注关系系统的询问

精神健康社会工作者应明确寻解的目标、行动方案绝不能只关注服务对象一个人，必须顾及服务对象系统中的其他人，尤其是服务对象的家人、朋友、同学、同事等。

7. 关注持续拓展的询问

精神健康社会工作者可以用积极好奇的态度询问案主，如"还有吗？""再想想"，以此来协助服务对象穷尽过往的成功经验、例外情况等。

四、叙事治疗理论及其运用

(一) 基本观念

叙事治疗是基于建构主义而提出的一个具有重要意义的社会工作实践理论。叙事治疗的创始人和代表人物是澳大利亚临床心理学家麦克·怀特和新西兰的大卫·艾普斯顿。叙事,简单地说就是当事人讲述自己的故事。每个故事都是一个叙事,对故事的叙事往往会反映出故事讲述者的主观理解。叙述故事不仅是表达个人的主观理解和生活意义,讲述者在讲述故事的同时也是重新概括其生活历程,建构起生活意义的一个过程。

叙事治疗主要方法有如下几点。

1. 问题外化

把问题拟人化、拟物化,并把问题和人分开,让服务对象从新的空间和角度来看待问题,外化过程包含描绘事件的消极影响和自认为特别值得肯定的故事。

2. 发现独特效果

从服务对象描绘的事件中找出例外或矛盾,引导服务对象看到自身设定故事以外被遗漏、忽略的片段,从而为构建出新意义、发展新故事做好铺垫。

3. 故事叙说

当有新的故事片段、重要他人的角色出现和加入时,精神健康社会工作者可协助服务对象重新编排和诠释故事,帮助其发现新的意义和方向,清楚地看到自己的生命过程。

4. 由薄到厚

服务对象的积极资产有时会被自己压缩成薄片，甚至视而不见。如果将薄片还原，意识层面加深自我觉察，这样由薄到厚，就能逐渐形成积极的自我观念。

5. 倾听技巧

精神健康社会工作者要认真聆听服务对象的表述，并从他们的表述中，了解关注到事情的不同层面和服务对象遗漏的重要方面，为建构新的故事做好准备。

（二）对精神健康社会工作的启示

叙事治疗作为建构主义思潮下的新方法，不再从服务对象的问题出发，而集中于服务对象对其故事的讲述，赋予服务对象重新建构故事的权利，真正践行了案主自决的价值观，使得服务对象更有自主性。叙事治疗可以用于老年精神障碍患者，进行临终关怀辅导、哀伤辅导、患者疾病自我管理能力提升等方面的服务。叙事治疗对于严重精神分裂症等自知力不足的服务对象显得有些无措，所以面对严重缺乏自知力的服务对象时应谨慎使用。另外叙事治疗要求用语言去重构，这一点也会对服务对象的语言表达和重新组织能力有所要求，精神健康社会工作者要在服务过程中注意。

最后，因为每一名服务对象的逻辑思维不同、精神健康社会工作者的价值观也不完全一致，需社会工作者有很强的领悟和解构、重构能力，这对初涉此领域的实习社工而言，比较难掌握。

五、增权理论及其应用

（一）基本观念

美国学者巴巴拉·索罗门在 1976 年出版的《黑人的增强权能：被压迫社区里的社会工作》中首先提出了增权的概念，并使增权的观点被社会工作界广为接受。

增权理论增权取向社会工作认为，个人需求不足和问题的出现是环境对个人的压迫造成的，社会工作者为服务对象提供帮助时应该着重于增强服务对象的权能，以对抗外在环境和优势群体的压迫。增权理论的基本假设主要有：

（1）个人的无力感（没有权能）是由于环境的压迫而产生的。造成无力的根源有三个：一是受压迫团体的自我负向评价。二是受压迫群体与外在环境互动过程中形成的负面经验。三是宏观环境的障碍使他们难以有效地在社会中行动。

（2）社会环境中存在着直接或间接的障碍，使个人无法实现他们的权能，但这种障碍是可以改变的。

（3）每个人都不缺少权能，但是，在现实生活中，许多人却表现为缺乏权能。

（4）服务对象是有能力、有价值的。

（5）社会工作者与服务对象的关系是一种合作性的伙伴关系。

（二）对精神健康社会工作的启示

1. 价值取向方面

增权理论启示精神健康社会工作者应推动社会正义、尊重精神障碍患者及家属自决与自我实现，在服务对象有自知力的前提下，尽可能地让服务对象充分参与服务计划的制订和实施过程。

2. 争取最大范围的增权

权能是一种能力，具有权能的个体能够在社会中获得他们应该得到的社会资源，使他们能够掌控自己的生活空间。相反，大部分的精神障碍患者对自己生活空间的掌控受到阻碍，从而不能决定自己的生活目标或活动，他们是缺乏权能的，精神健康社会工作者要尽可能在各方面允许的范围内为服务对象争取更多资源。

3. 多层面增权

权能不是稀缺资源，经过人们的有效互动，权能是可以不断被衍生出来的。精神健康社会工作者工作中可从以下三个层次对精神障碍患者进行增权：一是个人层次，包括使精神障碍患者感觉有能力去影响或解决问题；二是人际层次，指的是精神障碍患者和他人合作促成问题解决的经验；三是环境层次，指能够改变那些不利于精神障碍患者权能发展的制度安排。

4. 助人过程

精神健康社会工作者在为服务对象提供服务时应注意以下五点：一是精神障碍患者及家属与精神健康社会工作者要建构起协同的伙伴关系；二是重视服务对象的能力而非缺陷；三是注重服务对象与环境这两个工作焦点；四是确认服务对象是积极的主体，告知其应有的权利、责任、需求及申诉渠道；五是以专业伦理为依据，有意识地选择长期处于"缺权"状态中的精神障碍患者成为服务对象。

5. 服务目标

精神健康社会工作者应该从以下几个方面帮助服务对象提高权能：一是协助服务对象确认自己是改变自己的媒介；二是协助服务对象了解社会工作者的知识和技巧是可以分享和运用的；三是协助服务对象认识到社会工作者只是帮助其解决问题的伙伴，服务对象自己才是解决问题的主体；四是协助服务对象明确无力感是可以改变的。

6. 服务中建立平等伙伴关系

精神健康社会工作者应避免以权威的姿态出现，而是要与服务对象建立平等的伙伴关系。视助人过程为分享权能的过程，因为通过分享可以使精神障碍患者获得更多的权能。社会工作者应该真正做到与服务对象对话，鼓励他们讲出自己真实的经验。在小组社会工作时，社会工作者应该鼓励小组成员建立协同关系，形成小组成员之间的互相帮助。在与服务对象的关系中，社会工作者的角色是多元的，但最基本的角色是服务对象的伙伴。

增权的视角既关注微观的知识及技能分享、组建自助以及互助团体，又关注争取宏观层面的社会公平公正，这与社会工作的价值观高度契合，因此在精神健康以及其他特殊群体的服务领域中应用较为广泛。然而在使用中需要格外注意：一是社工的自我增权，社工有足够的权能才有可能促使服务对象增权，如果社工处境不佳、能力不够，是很难为服务对象增权的；二是增权理念比较宽泛，其实务框架也相对笼统，如果服务对象难以从自身以及周围资源中获取权能，那增权也仅仅停留在口号上。

六、危机干预模式及其应用

（一）基本观念

危机的概念最早由埃里克·林德曼（Erich Lindemann）和吉拉尔德·卡普兰（Gerald Caplan）提出，他们认为危机是一种对平衡稳定状态的改变，可以是一种正常的状态，是一个过程，是问题与希望并存。

每个人都有可能遭遇危机，危机随时可以在生活中发生。危机主要包括成长危机、情景危机、存在性危机，其发展阶段分为发生、应对、解决、恢复。危机干预的基本原则有：及时处理、限定目标、输入希望、提供支持、恢复自尊、培养自主能力。

罗伯特（Roberts，1991）认为危机干预有七个阶段：一是评估服务对象及他人的风险与安全，二是与服务对象建立融洽与适当的沟通，三是确认主要的问题，四是处理感受与提供支持，五是探索可能的备选方案，六是形成行动计划，七是提供追踪支持。

（二）对精神健康社会工作的启示

危机干预是精神健康社会工作必要的工作之一，对于精神障碍患者而言，罹患疾病本身就是一个危机，尤其是发病期的患者，极易出现自伤、自杀、伤人等风险隐患，遇到这些情况时，应当及时干预。

　　精神健康社会工作者在了解到服务对象面临危机事件后，应第一时间评估，若服务对象失去稳定平衡的状态，社会工作者应当按照危机介入的基本原则和基本步骤为服务对象提供保护、支持、鼓励、引导等服务，使其顺利与医护人员等一起度过危机，回归正常生活。尤为重要的是，在危机干预阶段，服务对象的生命安全永远排在第一位。

七、任务中心模式及其应用

（一）基本观念

　　任务中心模式相信人是健康、常态、有自主能力的个体，任何问题的产生往往是由个人能力暂时的缺损而引起的。该模式强调服务对象的自主性，即服务对象有处理自己问题的权利与义务和服务对象具有解决自己问题的能力和潜能。

　　任务中心模式认为任务与问题的关系就是手段与目标的关系，解决问题是开展服务的最终目标，而任务就是达到这个目标的手段，完成相关任务，问题就得以解决。高效的服务介入必须满足五个方面的基本要求：一是介入时间有限，二是介入目标清晰，三是介入服务简要，四是服务效果明显，五是介入过程精密。

　　任务中心的实施程序主要包括以下流程：认定目标问题（问题扫描、探索并选定问题）；同意目标（排定目标优先顺序、界定预期成果、设计任务、同意双方契约和时程）；任务计划（制定任务和可能的备选任务）；任务执行（按计划执行）；结束（检查评估成效、计划未来、结束/新增契约/转介）。

（二）对精神健康社会工作的启示

任务中心模式由于其短时效、精准清晰等特点在临床应用中比较广泛。该模式在短时间内有明确的任务目标、量化的任务过程以及清晰的改变，因此在帮助精神障碍患者的过程中优势明显。

精神健康社会工作者在使用任务中心模式时，应当注意任务不仅只针对服务对象个人，还包括与服务对象相关的各个系统，注意各个系统对服务对象问题的影响，强调服务对象的优势以及资源，促使服务对象完成设定的目标，从而解决相关问题。同时，该模式要求精神健康社会工作者拥有较强的倾听能力、抓住问题核心的能力、与服务对象达成协议的能力、沟通与回应能力。精神健康社会工作者与服务对象具有同等地位，不仅要提供服务，还是服务对象增权的伙伴。

第二节　精神健康社会工作中观理论

一、家庭治疗理论及其运用

（一）基本观念

每一个精神障碍患者的康复都和他的家庭有莫大的关系，家庭的支持、陪伴都会带给其无穷的复原力量，精神健康社会工作服务不仅要关注精神障碍患者个体，更要关注他们的家庭。

1. 结构式家庭治疗

结构式家庭治疗是由米纽秦（S. Minuchin）根据自己多年的实际工作经验总结提出。主要理论假设和治疗技巧分别介绍如下。

（1）主要理论假设。

①家庭系统。家庭由不同的家庭成员组成。每个成员之间互相影响，形成了一个组织化的系统。家庭作为一个整体具有单个家庭成员所不具有的性质，表现为家庭成员之间的互动交往方式和过程。

②家庭结构。每个家庭都有一定的结构，这些结构涉及家庭系统中的次系统、系统之间的边界、角色和责任分工以及权力结构等。

③病态家庭结构。米纽秦总结了四种病态家庭结构的基本方式。一是纠缠与疏离：家庭系统中各个子系统之间边界不清就会出现过分密切、过分疏远的现象。二是联合对抗：当家庭成员之间出现互相冲突的现象时，有些成员就会形成同盟，与其他成员对抗。三是三角缠：家庭成员之间通过第三方实现沟通交流，这就把第三方带入两人的互动关系中。四是倒三角：有些家庭的权力并不集中在父母亲手里，而由孩子掌握，就会出现权力结构的倒置，称为倒三角。不论何种的病态家庭结构都会妨碍家庭功能的正常发挥。

④家庭生命周期。家庭自身有发展变化的周期，从两人组成家庭的形成期到第一个孩子降生进入发展期，再到家庭结构基本稳定的扩展完成期，孩子逐渐长大离开家庭之后进入收缩

期，直到所有孩子离开家庭完成收缩期，最后家庭面对解体的解组期。

（2）主要治疗技巧。

①重演，即让家庭成员在现实中重现交往冲突的过程，呈现出家庭的结构和互动方式。

②集中焦点，即让家庭成员的注意力集中在家庭交往方式与问题的关联上，避免家庭成员回避问题。

③感觉震撼，即利用重复、声调的高低和简单的词语等方法让家庭成员明了社会工作者的谈话内容。

④划清界限，即帮助家庭成员分清交往的边界线，使家庭成员之间的交往变得更有弹性。

⑤打破平衡，即协助家庭成员挑战家庭的病态结构，改变家庭的权力运作方式，打破原来病态家庭结构的平衡。

⑥互动方式，即让家庭成员了解互相之间的关联方式，明白自己是怎么样影响其他家庭成员的，关注家庭成员之间的互动模式。

⑦协助建立合理的观察视角，即运用自己的专业知识和经验向家庭成员提供专业的意见和解释，协助服务对象建立合理的观察生活的视角。

⑧似是而非，即通过强化问题让家庭成员之间的冲突更加明显，使原来模糊不清的错误想法显现出来，从而为家庭成员了解和改变问题背后的错误想法提供机会。

⑨强调优点，即引导家庭成员关注整个家庭或者个人的优点，避免过分关注家庭的不足。

2. 萨提亚家庭治疗

1964年，萨提亚出版了家庭治疗的经典之作《联合家族治疗》，阐述了她独特的家庭治疗理论和方法，创立了萨提亚模式。主要理论假设和治疗技巧分别介绍如下。

（1）主要理论假设。

①对人的理解。萨提亚相信人是善的，拥有快乐生活的各种能力和资源，她认为每个人都有成长发展和与人交往的需求，一个人能够充分发挥自己的能力与资源，取决于这个人与他人交往中的感受以及所获得的自尊心的高低。

②对困难的理解。萨提亚认为，不幸的事件并不能导致人出现问题，导致人出现问题的真正原因是错误的应对方式。

③对家庭的理解。萨提亚重视家庭，认为家庭对每个人的影响非常大，这不仅是因为每个人都有很长的时间生活在家庭中，而且还因为家庭生活经验是人早期的学习经验，会陪伴人的一生。

（2）主要治疗技巧。

萨提亚模式中对家庭进行正确的诊断是治疗的重要组成部分，主要涉及三个方面的内容：一是自尊和自我价值的诊断，二是沟通方式的诊断，三是家庭规则的诊断。

治疗程序可以分为三个步骤：一是追思往事，考察个人过往的经验，把个人遇到的问题放在"现在－过去"的时间维度上来理解。二是整理旧经验，帮助个人从新的角度来理解旧经验，赋予旧经验新的意义解释。三是整合新旧经验，帮助个人把旧经验中的新发现运用到现在的生活中。

萨提亚家庭治疗的焦点在治疗过程。治疗技巧的运用则放在次要位置，常见的治疗技巧有家庭重塑、家庭塑像、家庭图和家族年表等。

（二）对精神健康社会工作的启示

1. 将家庭作为社会工作的服务对象

精神健康社会工作在服务过程中不是要去寻找问题背后的原因，而是要通过中断家庭成员之间不良的循环互动方式达到个体功能恢复的作用。不论是何种家庭治疗模式，其本质是将家庭作为工作对象，用家庭的视角去了解和分析服务对象的问题及需求，并进行相关的干预和治疗。

2. 工作焦点在于改变家庭互动模式或沟通方式

不论是结构式家庭治疗模式还是萨提亚治疗模式，在服务精神障碍患者的过程中，都将其问题指向家庭，因此评估患者家庭的结构、互动、沟通成为工作的焦点，同时在干预中也尽可能地通过改变患者的家庭动力来实现问题的解决和完善。

二、系统理论及其运用

（一）基本观念

系统理论对社会工作的影响开始于 20 世纪 70 年代，聚焦个人和其所处的环境，并对环境中的诸多因素进行综合考察，为社会工作者提供了一种认识人与环境关系的视角。

社会工作的系统理论源于贝塔朗菲的一般系统论，平克斯和米纳汉的研究则奠定了社会工作系统理论的基础，该理论将社会工作的助人行动分为三个系统：一是非正式系统（或自然系统)，例如家庭、朋友、邻居等；二是正式系统，如单位、工会、社区等；三是社会系统，如学校、医院等。这些系统虽然广泛存在，但服务对象往往无法完全使用这些系统。究其原因，可能是有的人身边欠缺其中一个或几个系统；也可能是人们不知道这些资源的存在；或者这些系统的制度或政策存在问题而无法提供帮助；甚至这些系统之间彼此存在冲突。因此，社会工作者应帮助服务对象建立与系统之间新的联结，帮助人们修正与系统之间的互动关系，促进同一资源系统内人们之间的互动，尝试发展和改变社会政策等。为了实现上述这些改变，平克斯和米纳汉提出了著名的社会工作的四个次级系统，我国社会工作者职业资格考试教材中，也将其作为通用过程模式的四个基本系统，分别是：

改变媒介系统：指的是社会工作者及其工作的机构和组织。是"有计划变迁"的具体操作者，在"问题－解决"的改变过程中是促使服务对象发生改变的媒介。

服务对象（案主）系统：指的是寻求改变媒介系统（即社工）帮助的个人、团体、家庭、组织或社区。

目标系统：社会工作者要去协助服务对象实现想要达成的改变目标。

行动系统：与社会工作者、服务对象一起工作，以达到目标的人或组织，是社会工作者的合作者。

系统理论包容性较强，吸纳了来自各个领域的知识，并使社会工作者从服务对象个体及其所处的社会情境出发，通过多种方法分析并解决其存在的问题，真正践行了"人在情境中"

的理念。然而系统理论虽然提供了一种分析和解决问题的视角，但是对整体的关注导致其缺乏具体的操作流程和标准，也难以评估系统干预的效果，有时会使得干预流于形式。

（二）对精神健康社会工作的启示

1. 资料收集的全面性

精神健康社会工作者在收集服务对象资料时，要从生理、心理及社会因素三方面进行收集，不仅仅要关注服务对象的躯体疾病、症状表现、对疾病的认知，同时也要关注服务对象性格特点、兴趣爱好、社会交往能力、家庭经济因素、沟通模式、人际关系、单位及社区对其的支持甚至社会宽容度等方面。

2. 预估问题视角的多样性

系统理论认为个体与系统互动不良，往往导致个体出现各种各样的问题。因此精神健康社会工作者在预估服务对象问题时，聚焦点不应仅仅包括生理、心理、社会因素方面，更应关注个体与这些因素的互动情况。

3. 针对整个系统介入

精神健康社会工作者为服务对象提供服务时，关注点不仅仅在个人，且要调整或者改变与服务对象相关的周边系统，如家庭成员、学校、单位、社区等，并且贯穿于从接案到结案的全过程。

4. 注意介入方式的多样性

介入系统的多样性，导致精神健康社会工作者在运用系统观念时既要运用个案社会工作、小组社会工作、社区社会工作等直接工作方法，也要运用社会工作行政、社会工作研究等间接服务方法，需要社会工作者有较好的整合能力。

5. 与服务对象的系统一起工作

系统视角下社会工作者面对的是服务对象的三个系统，因此精神健康社会工作者在提供服务的过程中，要根据服务对象的需求在不同阶段与不同的专业人士合作。如，治疗阶段主要与医生、护士、家属合作；康复阶段主要与康复师、心理治疗师、家属合作；社会倡导则需要与社区、政府机构以及其他社工服务机构等合作。

6. 注重社区宣传和倡导

精神障碍患者康复面临的一个重大困扰就是担心学校同学、单位同事、社区居民等对其存在偏见和误解，因此患者本人及家属会隐瞒患病事实。精神健康社会工作者要利用精神卫生日、传统节日等契机在社区积极营造理解和关爱精神障碍患者的氛围，使其有相对宽松的康复氛围。

三、优势视角理论及其运用

（一）基本观念

1989 年，美国堪萨斯大学的维希等四人发表了《社会工作实践的优势视角》一文，成为优势视角理论的开端。随着丹尼斯·塞利比《优势视角——社会工作实践的新模式》一书的出版，优势视角理论得到了社会工作领域的广泛关注。

优势视角的核心是探索并识别服务对象及服务对象系统的优势，如何识别是这一技巧的关键所在，其主要理论基础有优势、增强权能、成员资格、搁置怀疑等。在实践中，优势视角遵循以下几点工作原则：

首先，每个个体、团体、家庭和社区均是有优势的。优势视角工作就是要甄别利用这些资源去减轻甚至消除服务对象的痛苦。

其次，创伤、疾病等具有创伤性的经历也可能是挑战和机遇。个体在其中可以学到应对创伤的技巧，获得另一种意义的成长。

再次，注重与服务对象合作。只有服务对象对自己及周边优势资源最了解，精神健康社会工作者与服务对象共同合作，挖掘优势资源并为其所用。

最后，平等合作的专业关系。精神健康社会工作者与服务对象之间的服务关系应该是合作的伙伴关系，精神健康社会工作者要在服务过程中分享知识、资源等，但最终的选择权和决策权在服务对象。

优势视角颠覆了传统的问题视角，以一种积极的视角看待服务对象及其周边资源，在服务特殊群体时为其带来了更多积极的元素。然而优势视角作为一个理论视角或者看问题的立场，并不是一个完整的理论架构，也缺乏具体实践和操作标准，如无法为服务对象解决具体问题，容易被认为是"心灵鸡汤"。

（二）对精神健康社会工作的启示

1. 教授服务对象客观看待疾病

罹患精神障碍之后，疾病本身给服务对象及家属带来了很大的经济负担和心理负担，患者在治疗及康复的过程中，学习到有关药物治疗、康复、减少药物副作用、维持心理健康等方面的知识，调适自己的身体和精神状态以更好地与疾病和平相处。不少患者也在罹患疾病之后更深感健康、亲情等的可贵，以一种更坦然平和的态度面对生活。

2. 多赞美鼓励服务对象

不少精神障碍患者患病后心态消极悲观，尤其是多次复发的精神障碍患者，因此精神健康社会工作者在为患者提供服务的过程中，要敏锐察觉服务对象展示出的思维、语言以及行为中的闪光点，并及时给予支持和鼓励，并鼓励病友、医护人员、家属对服务对象的积极改变进行支持，使其以较好的心态参与治疗和康复。

3. 注重服务对象既往的成功经验

每一名服务对象在疾病治疗和康复过程中，或多或少有值得大家借鉴的经验及做法，精神健康社会工作者在询问时应多关注其既往采取的比较有效的方法，如提醒按时吃药的方法、答复别人好奇询问的技巧等，如有机会可鼓励服务对象和其他病友分享，增强其自信心的同时也利于其行为的继续保持。

4. 挖掘服务对象及其系统中的优势

精神健康社会工作者不仅仅要关注服务对象本人的优势，同时也要关注其家庭、学校、单位、社区、社会政策等多方面资源优势，并在可能的情况下加以应用，充分发挥社会工作者链接资源的优势。

5. 将理想希望转变为现实的行动

如服务对象想表演节目，精神健康社会工作者可以与其逐步由大到小细化，从表演节目细化为唱歌表演，然后学听歌曲、打印歌词、每天上午或下午练习、熟练之后彩排、最后登台表演等。同样患者想尽快出院，精神健康社会工作者也可以与其一起制订详细的出院计划，并明确出院需要做好哪些准备，将准备细化为易操作的行动。

6. 注重优势的同时不忘解决实际问题

精神健康社会工作者在发掘服务对象及其系统的优势时，也要关注服务对象存在的实际问题，并充分挖掘优势，提出确切的解决措施，真正使服务对象感受到优势视角的魅力，并在以后遇到类似问题时可以恰当运用。

四、抗逆力理论及其运用

（一）基本观念

抗逆力，中国台湾学者称为"复原力"，中国大陆也有学者称之为"心理弹性""韧性"，大致相当于"挫折承受力""耐挫力"等概念，是指一个人处于困难、挫折、失败等逆境时的心理协调和适应能力，即一个人遭受挫折后，能够忍受和摆脱挫折的打击，在逆境中保持健康、正常的心理和行为能力。抗逆力理论有以下三个核心概念。

1. 逆境（或称威胁性环境）

指对一个系统造成功能或生存的障碍，或是对适应或发展造成威胁的经验，例如贫穷、无家可归、灾难事件以及重大创伤经验、个人长期的身心行为困境和环境长期的压迫所形成的困难等。

2. 风险因子

指特定的个人、群体或其所处的情境中，那些可被预测的、会产生特定负面结果的指标或因素，逆境和身心虐待、身心疾病、生活挑战等与风险因子有关。

3. 保护因子

指那些可以促进个人积极发展结果、降低不良后果发生的可能性、帮助个人战胜困境的内在和外在的资源。个人保护因子主要有：问题解决能力、坚持力、毅力、自我效能、希望感、人际能力、亲社会行为。环境保护因子主要有：多元社区参与机会、与重要成人之间的正向依附关系、与同辈之间健康的依附关系、正向的非正式支持网络。

（二）对精神健康社会工作的启示

1. 重视抗逆力的塑造

精神障碍患者常常都在经历逆境、困境，也常因为这些困难而导致疾病的反复发作，精神障碍患者的心理防护层出现了很多"破洞"，所以在服务精神障碍患者的过程中，社会工作者应当寻找患者的这些"破洞"，通过专业方法帮助他们修补"破洞"，建立起个人保护因子和环境保护因子。抗逆力的培养和塑造是贯穿整个康复过程的重要内容，一定要引起重视并提供行动方案。

2. 提升抗逆力的策略建议

在提升抗逆力策略方面，尤其要重视社会支持因素的重建。具体可以行动的内容包括：通过病友互助小组、精神障碍患者家庭小组等增强患者与系统的联结；通过制定康复规范建立清晰、明确的边界；教授精神障碍患者与人合作、解决冲突、决策、沟通、情绪管理等基本生活技能；通过倾听患者的经历和感受，给予患者情绪和心理关怀；相信每一个患者都有潜能，建立和表达高期望，鼓励患者不断进步和成长；充分利用社会资源为精神障碍患者提供参与社会互动的机会。

3. 抗逆力指引下的服务理念

精神健康社会工作要尊重每一名精神障碍患者及家属，努力培养他们的自立、自主、自助的能力。例如鼓励患者参与复原过程、自己作决定、主动表达自己的想法和看法、提升自信心，进而帮助他们从退缩在个人世界转向适应现实生活。另外，除了给予药物治疗、物理治疗等，患者心理与灵性的需求也应得到关注，并在患者重回家庭、重回社区、参加就业、继续教育等方面给予必要支持，帮助患者回归社会。

五、社会支持理论

（一）基本观念

林南（Lin，N.）认为社会支持是由社区、社会网络和亲密伙伴所提供的感知的和实际的工具性或表达性支持。工具性支持包括引导、协助、有形支持与解决问题的行动等，表达性支持包括心理支持、情绪支持、自尊支持、情感支持、认可等。社会支持理论认为一个人所拥有的社会支持网络越强大，就越能够更好地应对各种来自环境的挑战。

一般来说，影响个人社会支持程度的有如下因素。

1. 发展因素

一个人对关系的内在呈现是自出生以来就不断发展的。个人对关系的观感是个人的内在特质和外在环境交互作用的结果。从发展的观点来看社会支持，其关键的问题在于过去的经验如何影响其今后的社会生活。

2. 个人因素

主要指个人的人格因素，包括自尊程度、社会性和控制场域对发展和使用社会支持的影响。

3. 环境因素

在开放的社会环境中，个人更容易建立起社会支持网络，也更倾向于利用支持网络。在封闭的环境中，个人对社会支持网络的使用就会相对减少。

（二）对精神健康社会工作的启示

精神障碍患者罹患疾病，在现实生活中会遇到很多困境，如果他们的社会支持网络足够强大，则有利于困境的应对和解决。因此，精神健康社会工作者在为服务对象提供服务时，可从以下三个方面入手。

1. 注重评估支持网络

精神健康社会工作者在收集资料阶段，应当评估服务对象的社会支持系统，以确定服务对象原有的支持网络能够在多大程度上为其提供支持。评估服务对象的社会支持网络主要包括结构和内容两方面：结构是指网络的组织，如人数、人员类型、人们之间的距离；内容是指网络所发挥的功能，包括工具性支持和表达性支持。

2. 学会善用支持网络

精神健康社会工作者不仅需要对服务对象的支持网络进行评估，更重要的是如何协助服务对象运用和改善社会支持网络，使支持系统发挥作用。在中国特有的文化背景之下，既要善用医院、残联、单位、社工机构等正式支持系统的功能，也要发挥家庭成员、朋友、同事、邻里等非正式支持系统的作用。

3. 尝试重建完善网络

如果精神障碍患者缺乏足够的支持网络，精神健康社会工作者要注意帮助服务对象学会完善和重建社会支持网络，不仅要寻求正式网络的支持，还要鼓励服务对象学会认识和利用非正式网络。

第三节　精神健康社会工作宏观理论

精神健康社会工作宏观理论会较多地涉及与政府、组织等资源拥有者、提供者进行合作，考虑到这些部门在社会地位上的相对强势，社会工作理论往往也显得比较积极，如女性主义社会工作、后现代主义社会工作等。考虑到与精神健康社会工作的相关性，本章在宏观理论部分主要介绍社会发展视角。

社会发展视角较为宏观，代表人物是詹姆斯·米利奇和迈克尔·谢若登，前者比较系统地阐述了社会发展视角的概念框架、意识形态等，后者则提出了资产建设的概念。

社会发展视角基本理念有以下四点：

第一，社会发展的过程与经济发展的过程密不可分，经济增长是社会发展的手段，而非最终目的。

第二，社会发展的过程是可以干预的，有组织的努力可以带来社会福利的改善，这种改变的过程本质是进步的。

第三，社会发展视角关注所有社会成员的福利，发展目标是为了改善所有人的社会福利状态。

第四，社会发展视角秉持以人为中心的发展理念，注重保护子孙后代生存的机会。

其对精神健康社会工作主要有以下三点启示：

首先，精神健康问题不仅仅是个人和家庭的问题，目前已成为重大的公共卫生问题和突出的社会问题。在国家层面，先后出台了《中华人民共和国精神卫生法》《全国精神卫生工作规划（2015—2020 年）》等，精神健康社会工作者在为精神障碍患者及家属提供服务或争取资源时，要在政策范围内为其争取最大可能的福利。

其次，精神健康社会工作者作为扎根一线的基层实践者，既熟悉相关法规政策在实践中的应用情况，也熟悉精神障碍患者的实际需求，应当为相关法规、政策制定和完善提供更加契合实际的信息和建议。

最后，提升精神障碍患者社会福利可从三个层面实现，分别是个人层面、社区层面和政府层面。精神健康社会工作者在为精神障碍患者服务时，既有微观的技术操作层面，又有中观、宏观的社区倡导、社会宣传、政策建议等，最终为精神障碍患者营造理解、尊重的社会氛围。

　　精神健康社会工作的宏观层面往往会涉及一些较大的系统，如组织、制度、文化、法律体系等，致力于促进社会的改变和社会问题的解决。与个案社会工作、小组社会工作相比，社区社会工作、社会工作行政、社会工作研究会需要更多宏观层面的知识技巧，无论是组织居民参与社区活动，还是为政策制定的科学性与合理性提供建议或倡导，为社区争取资源和服务的合理分配，乃至组织居民挑战不合理的制度，这些都是宏观社会工作层面的实践形式。

　　精神健康社会工作者要尝试应用多种介入方法来努力改善精神障碍患者自身以及其所处社会环境和物理环境之间的相互作用，因此，精神健康社会工作者需要更高的综合能力和知识，例如能认知和估计问题、发展可替代的策略，为了改变而选择一个具体的计划并预测结果，具备多种介入角色的扮演技巧，具备资源重新分配的能力，致力于解决社会不公正问题等。

　　本章从微观、中观、宏观三个方面介绍了精神健康社会工作常用理论，事实上，在实际工作或实习过程中，由于服务对象情况的复杂性和特殊性，三种层面的理论很难截然分开。一个有经验的社会工作者更多是根据服务对象的实际情况，采取综合性的、有针对性的方法加以解决。这一方面给年轻的社会工作者，包括实习社工提出了挑战；另一方面，也是对精神健康社会工作者能力的极大提升和磨炼。

参考文献

［1］全国社会工作职业水平考试教材编写组．社会工作综合能力［M］．北京：中国社会出版社，2019．

［2］李明．叙事心理治疗［M］．北京：商务印书馆，2016．

［3］何雪松．社会工作理论［M］．上海：上海人民出版社，2017．

［4］范乃康．精神卫生社会福利机构社会工作实务［M］．北京：中国社会出版社，2018．

［5］杨家正．迎刃而解：寻解聚焦辅导［M］．北京：清华大学出版社，2016．

［6］王思斌．社会工作概论（第二版）［M］．北京：高等教育出版社，2009．

第三章　精神健康社会工作实习要素

精神健康社会工作实习是一种有目的、有计划、强调多方参与的学习和实践模式，是需要实习社工、高校、实习机构、高校督导、机构督导共同完成的系统性工程。本章将从实习的五要素出发，对其权利义务、工作要求及资质等方面进行阐述。

第一节　实习社工

对于社会工作专业学生而言，社会工作专业实习为他们提供了一个将课堂所学知识应用于实践、拓展专业知识、发展助人技巧、磨砺专业价值的机会。实习社工作为精神健康社会工作实习中最重要的主体之一，需做好以下几方面工作。

一、明确实习的相关要求

实习社工在开始实习前，应当认真阅读高校的实习大纲，特别留意其中对实习社工的期待与要求。同时，实习社工要明确自己的实习计划，若想实习成为有质量的学习经验，实习社工必须结合自身要求、高校要求和实习机构要求，制订符合自己情况的实习计划，主要包括实习动机、实习态度、实习能力、实习内容等。此外，实习社工还要明确对于社会工作专业实习评价考核的标准。

二、选择匹配的实习机构

实习社工在开始专业实习前，需对自己即将选择的实习机构提前做"功课"，如实习社工可通过机构探访、实习动员会、咨询以前在该机构实习过的同学等形式了解实习机构的发展概况、组织架构、规章制度、文化氛围以及实习岗位的服务项目、工作流程等。另外，实习社工可与实习机构进行双向选择，了解实习机构对实习社工的期待，查看是否符合自己对社会工作专业实习的期待，从而选择匹配的实习机构。

三、开展专业的实习活动

实习社工在进入实习机构后，有权要求获得相应的工作岗位去开展专业活动，在实践中不断运用个案社会工作、小组社会工作、社区社会工作等方法为服务对象提供服务。实习机构不能将实习社工等同于廉价劳动力，安排与社会工作专业无关的工作内容，使实习社工在实习期间忙于跑腿打杂等工作。同样，高校也不能因认为实习社工在实习机构实习就疏于管理。

四、获得全面的实习督导

实习社工在实习期间要学会善用机构督导和高校督导。实习社工要带着问题意识去运用督导资源，在进行督导会谈时，应提前做好准备，带着自己的问题、观察与期待等，切不可因为可能犯错而忧虑恐惧或害怕犯错而止步不前。实习社工在实习过程中若有工作、心理、生活等方面的疑问时，都应主动及时向机构督导或高校督导提出，并获得相应的疏导和支持。

五、参与社工的实习评估

完整的社会工作实习评估是双向的，不仅有机构督导、高校督导对实习社工的评估，也包括实习社工对自己、对督导的评估。首先，实习社工可对自己的实习过程进行总结，并向督导汇报自己的感受与想法，督导要结合实习社工自己的评估进行考核。其次，实习社工也有权利对机构督导、高校督导进行评估，考察他们是否做到协助自己了解工作环境、提供实习内容、协助完成实习计划、提供工作设施和条件、定期给予专业督导等。

第二节　高　校

对于高校而言，社会工作实习是社会工作专业教育中的重要环节，有别于课堂上知识、价值与技巧的传授，而是将实习社工安排到实际的工作机构中，使实习社工接触真实复杂的社会情景，将自己的知识、价值与技巧运用于提供服务的行动过程。高校在为实习社工提供专业成长机会的同时，应该明确自身的职责与要求，这不仅是在贯彻学院办学宗旨与目标，也是保证社会工作实习顺利、规范开展的重要条件。

一、设计实习教学环节，制定实习大纲

高校在培养社会工作专业学生时，既要包含基础理论、价值、技巧等知识的传授，又要涵盖社会工作学生的实务训练。因此，高校在制订培养方案时，应当特别重视实习教学环节。目前在我国大陆、港台地区的社工教育制度中，都明确规定社会工作专业本科生在校期间要有累计不少于 800 学时的专业实习，才能修够学分予以毕业。

高校通过制定实习大纲，规定实习的性质和地位、实习目标、实习内容以及对实习社工的考核方法等，从而使社会工作实习更有计划性、系统性。在专业实习结束后，高校应根据实习机构、高校督导和实习社工的实习反馈对培养方案或实习大纲作出相应的调整。

二、选择实习机构，建立长期合作关系

精神健康社会工作实习是一个长期的过程，一般高校在实习开始前 1—3 个月就应制订详细计划，并着手实习机构的筛选工作。高校应依据学校政策、实习程序、实习期望，综合评估机构的服务宗旨、对象、内容、机构支持力度等选择实习机构，并与实习机构签订实习协议。

在实习过程中，高校与实习机构应密切联系，并依据实习社工、高校督导等多方位的反馈评估实习机构。对于反馈较差

的机构可考虑终止实习基地的合作，反馈较好的则加强联系，确立长期合作关系，为实习社工提供较好的实习场地。

三、培养高校督导，为实习社工提供支持

高质量的实习督导是保证社会工作专业实习质量的关键，一般而言，高校督导由实务经验丰富的教师或取得社会工作师相关资质的教师担任，但由于部分高校师资有限，也可选定其他行政教师担任。

高校督导要根据实习社工情况，定期给予个别或集体督导，解答实习社工各种困扰，为其提供专业支持，协助实习社工在实习中获得成长和进步。

四、协调连接各项工作，确保实习有效进行

高校应发挥最基本的链接作用，促使精神健康社会工作实习各大主体履行职责，使实习能够有效进行，为培养高质量的社会工作人才队伍作出努力。

首先，召开实习动员会，介绍实习机构，使实习社工、高校督导、机构督导进行匹配。其次，落实与实习相关的各个环节，如与高校教务处沟通社工专业实习情况，与后勤部门沟通安排交通事宜，与学生工作部门沟通实习社工在外的安全事宜等。再次，高校在实习期间要完成管理、监督、检查等工作，统筹管理各个实习机构的整体情况，如实习是否如期开展，监督检查高校督导的工作情况，针对高校督导上报的问题随时进行处理。最后，实习结束后要召开实习分享会和总结会。

第三节　实习机构

在实习过程中,实习机构扮演着十分重要的角色。它为实习社工提供了一个将理论与实务结合进行实践的场所,使实习社工有机会接触服务对象,并为之提供所需的专业服务,提前感受作为一名专业社会工作者的酸甜苦辣。实习机构在精神健康社会工作实习这一过程中主要有以下职责。

一、签订实习协议,明确双方职责

在实习开展前,实习机构应当向高校提供相应的机构简介、实习岗位、机构督导、服务群体、服务内容等信息,使高校对实习机构有较为清晰的了解。在双方达成实习合作意向后,实习机构与高校要签订实习协议,共同制订实习方案,明确双方在实习过程中的职责与要求。

二、确定实习岗位,提供实习场地

实习机构为实习社工提供开展实务工作的基本场所和设施设备,例如会谈房间、小组活动场所、办公桌椅等基本办公用具。首先,实习机构要根据双方制订的实习方案给予实习社工相应的实习岗位,确保其在实习机构顺利开展工作;其次,实习机构应为实习社工提供必要的岗前培训,协助实习社工快速熟悉机构以及实习岗位基本情况;最后,实习机构应为实习社工提供接触服务对象、开展专业社工服务的机会，必要时给予相应的支持。

三、选派机构督导，提供全程指导

实习机构根据机构情况选派有资质的专职社会工作者作为机构督导，为实习社工提供全程指导。实习社工在实习过程中出现的任何生活、工作、心理、专业方面的问题与困惑都可寻求机构督导帮助。一方面确保实习社工顺利完成实习任务，促进个人专业成长；另一方面也为实习机构的服务对象负责，保障他们的权益。

四、定期交流实习情况，提高实习效果

实习机构与高校、高校督导、机构督导、实习社工定期交流，共同评估交给实习社工的任务是否合适，是否有助于其实现学习目标，并在必要时候作出适当调整，确保给予实习社工的工作内容与实习社工的能力和实习期望一致。

实习机构应对实习社工严格要求，并在以下几个方面重点关注，如是否按时出勤、工作态度是否端正、为服务对象提供服务是否有效、有无损害服务对象及他人权益事件发生、机构内外工作关系如何等。

实习机构与高校、高校督导保持密切联系，就实习社工在实习机构的相关事宜进行沟通。召开或者参加实习总结分享会，并将对实习过程中的改进建议及时反馈给高校，协同高校不断完善实习相关事宜，提高社会工作实习的有效性。

第四节　高校督导

对于高校督导而言，社会工作实习是社会工作教育的核心所在。高校督导的主要工作是确保社会工作专业学生的实习经历具有教育性和实践性，帮助学生将基本的知识、技能和价值整合运用到他们的实习经验中。

一、高校督导的资质

高校督导由高校进行培养与选派，一般挑选实务工作经验丰富的高校专业教师或实务界资深社工。由于精神健康领域的特殊性，高校督导最好有医务社会工作或精神健康社会工作的经验与背景。如，中国香港社工注册条例规定，督导必须是注册社工，若督导社工学士学生，需有 5 年以上学位社工经验；若督导社工硕士学生，需有 5 年以上学位社工经验及拥有社工或相关学历硕士学位。一般要求高校督导指导的实习社工不超过 6 人，且每周督导时数不少于 1.5 小时。

二、高校督导的角色

（一）指导者

协助实习社工完成实习计划，并对其制订的实习计划提出意见和建议。

（二）教育者

协助实习社工整合课堂知识和实习经验，形成角色模式。

（三）支持者

包括知识支持和情感支持，其中知识支持是基础，情感支持是关键。

（四）监督者

考核实习社工的实习表现，评估实习机构和机构督导。

（五）协调者

协助解决实习社工与其他社工同学、与机构督导和机构其他工作人员之间出现的各种问题。

（六）证明者

必要时，向学院学术委员会提供用于评估实习社工的实习和学术表现的相关信息。

三、高校督导的职责

（一）实习社工方面

了解实习社工，高校督导要做到对自己督导的实习社工的学习情况、个人兴趣、宗教信仰等有全面的了解。

为实习社工提供实习机构的详细信息，确保实习社工在前期准备阶段依据自己的期待与兴趣挑选合适的实习机构。

与实习社工保持联系，运用电话、网络、机构探访等灵活多样的方式定期为实习社工提供督导。

按时检查批阅实习社工的实习日志、周志和实习报告等材料，通过书面或者口头方式，检查实习社工的实习进度。

参加实习总结大会，评估实习社工的实习情况，评定实习成绩。

（二）实习机构方面

拜访实习机构负责人，沟通实习事宜。对实习机构的基本信息、工作要求、工作流程作充分了解，与机构负责人在实习开始前就高校期望、机构期望进行沟通并达成一致。双方共同协商具体的实习安排事宜，如实习的内容、形式、时间、人数、地点、补贴等，确保实习的顺利进行。

随时与机构负责人或机构督导联系，第一时间了解实习社工的状况，形成联合督导模式。高校督导与机构督导依据实际情况共同约定督导内容，一般而言，高校督导负责理论与研究的视角，机构督导负责实习机构文化与实务支持，双方各从不同角度为实习社工提供相应的督导。

评估机构督导及实习机构，结合精神健康社会工作实习的整体运行情况，为实习机构和机构督导提出建议，共同促进实习工作的顺利开展。

（三）高校方面

高校督导定期向高校总结汇报实习的进展情况，为高校实习教学工作的不断完善提供一手的、切实的资料。实习结束后，高校督导应将实习过程中的所有材料形成书面资料。

第五节　机构督导

实习社工在实习过程中，难免会对机构内的服务对象、工作内容等情况不熟悉，或者在实务开展时遇到各种各样的问题，机构督导要发挥其作用，为实习社工提供日常的、专业方面的实务督导。

一、机构督导的资质

在实习机构内，一般由熟悉本机构工作内容、专业素质过硬、沟通能力优异、耐心认真负责的专职社会工作者担任机构督导。机构督导应接受过正规的社会工作专业训练，具有丰富的精神健康社会工作实务经验，拥有良好的专业知识和督导技巧，且对实习社工、对专业、对社会高度负责。

二、机构督导的角色

（一）行政沟通者

协调各方关系，招募选择实习社工，布置协调各项任务。

协助实习社工简化行政事务，为其全身心提供专业服务创造便利条件，监督、评价实习社工的表现。

（二）情感支持者

关注实习社工的情感和心理层面的困惑，协助实习社工处理工作压力和倦怠，对实习社工提供心理和情感上的支持，使其释放负性情绪，增强专业自信。

（三）专业教育者

为实习社工提供专业服务所需的知识以及实务经验，通过不同形式和内容的督导使实习社工提升理论及实务能力，实现专业上的个人成长。

三、机构督导的职责

（一）实习社工方面

协助实习社工熟悉实习机构，根据自身实际，通过培训、见面会、座谈会等方式向实习社工作出导向，介绍实习机构的基本情况。在精神健康领域，机构督导尤其需要向实习社工强调特殊注意事项，如安全问题、隐私问题等。

对实习社工实务方面经验不足、理论掌握不扎实等问题进行及时引导，及时回复实习社工的实习日志、周志、月志、实习总结等材料，定期开展形式多样的督导。

对实习社工进行全程评估，依据实习社工在实习期间的表现、变化等给出相应的建议或意见。

（二）高校方面

机构督导依据机构的实际情况，结合高校实习要求以及实习社工自身的期待，与高校督导共同制订实习方案，初步确定实习社工的工作量、工作表现的评估标准。

定期与高校或高校督导交流，反馈实习社工在实习期间的表现，双方就反馈情况对实习事项作出相应的调整。

积极参与高校组织的实习总结会，帮助实习社工反思实习经历，倾听实习社工、高校、高校督导对机构督导的反馈。

（三）实习机构方面

认真执行实习机构安排的督导任务与要求，定期总结实习进展情况、实习督导情况，并形成书面材料，及时向实习机构汇报。

参考文献

[1]［美］戴维·罗伊斯. 社会工作实习指导（第六版）［M］. 何欣，译. 北京：中国人民大学出版社，2012.

[2] 马良，叶少勤. 社会工作实习教育与发展——本土化视角［M］. 北京：社会科学文献出版社，2012.

[3] 罗观翠. 社会工作实习教育与指导手册［M］. 北京：社会科学文献出版社，2013.

第四章　实习基本过程——准备阶段

专业实习，是精神健康社会工作学习的重要环节之一。在此阶段，实习社工与真实的服务对象接触，并将理论知识与实务技能相结合，以获得专业上的成长。为确保实习工作顺利进行，高校和实习机构等相关人员应各司其职，密切配合，做好全面细致又科学的准备工作。

第一节　实习社工的准备工作

实习社工作为实习工作的主体，几乎每名社会工作专业学生都对实习充满期盼，然而将理论落实到实践中并非易事，为了保证实习工作的顺利开展，要求实习社工在开始专业实习之前应储备一定的专业知识，做好心理调适等各项准备工作，并对专业实习的机构作初步了解。

一、心理准备

实习社工实习前的心情往往比较复杂，对实习期待、紧张又有些兴奋，对实习机构好奇、期盼又有些害怕。在大众传媒和社会文化的影响下，社会大众对于精神障碍患者仍然存在一定程度的偏见与歧视，实习社工亦如此，部分实习社工带着猎奇心态，想对精神障碍患者群体一探究竟。实习社工很容易带着偏见去看患者，看到患者的"精神症状"感到好奇而不是同情，这些都将影响实习社工在专业实习中的表现，阻碍他们在实务中践行社会工作价值观。实习社工在进入精神健康机构实习前首先要端正实习态度，以平常心和积极主动的态势学习如何为精神障碍患者及家属提供专业服务。同时，在准备阶段高校应联合实习机构进行实习态度教育，通过实习动员、相关课程的配套、机构督导进行实习前宣讲等多种方式，尽量使实习社工在进入机构实习之前就能树立起严肃认真的实习态度，对精神障碍患者保持尊重，以平等理性的态度对待精神障碍患者群体。

二、知识准备

实习社工进入实习机构之前要求掌握一定的社会工作专业知识。同时考虑精神卫生机构的特殊性，一般要求实习社工完成社会工作概论、个案社会工作、小组社会工作、社区社会工作、精神病学或变态心理学等相关课程的学习。

三、探访机构

实习社工在开始实习之前应由高校督导或负责实习管理的老师带领参观访问即将实习的机构，与机构督导实地交流，以便实习社工能够提早了解和认识机构,并对实习要求等建立基本认知。这将有利于帮助实习社工做好心理准备,同时也给实习社工提供一个更改实习志愿的机会,如果实习社工在这个时候发现自己无法适应实习机构,可及时提出并作出更改实习志愿的决定,选择更适合自己领域的方向开展实务实习。

第二节 高校的准备工作

高校作为专业实习的组织者和教育者,承担最重要的实习协调工作,为了能够达到实习教学的最终目的,需要进行周密科学的准备工作,包括在硬件软件各方面的支持与保障。在准备阶段主要进行实习安排、实习动员、聘请专业督导等方面的工作。

一、实习安排

社会工作专业实习应该成为社会工作课程的重要组成部分,高校应根据所在地区社会工作发展实际情况,选择有督导资质的机构安排学生进行专业实习,为学生建立良好的实践平台。高校应在准备阶段走访能够联络的备选实习机构,经过评估后认真筛选出能够承担实习教学任务的机构,有较好资质的机构可以作为高校教学实践基地长期合作。高校应参考相关标准制定实习时数、实习课程等。鉴于精神健康机构的服务人群较为特殊,建议高校安排实习时间至少保证 4 周以上。实习课程方面，高校可适当配置实务实操课程或工作坊等帮助学生在实习机构更好地开展专业服务，也可有针对性地开展精神病学、变态心理学、个体咨询等专项课程，使学生能够学习到可在专业实习中运用的技巧和方法。此外，高校可设计实习手册，明确实习要求和实习具体任务等，详细内容可根据各校实际情况制定。

二、实习动员

高校在专业实习开始前组织实习动员，将有利于实习社工对实习的整体安排、实习方向、实习所能获得的资源、实习的要求和任务等内容形成大致的认识，从思想上建立起积极态度，并做好准备在实践中迎接对课程学习效果的检验。实习动员的最重要任务是使得实习社工树立实习信心，端正实习态度，并对实习的整个过程形成粗略的印象。

三、聘请专业督导

高校应为实习社工聘请实习督导，不论是高校教师还是实务界资深社会工作者，鉴于精神健康机构的特殊性，建议要求高校督导能够熟悉医务社会工作或精神健康社会工作实务。高校督导主要负责定期与实习社工联络并对其问题进行答复，同时关注实习社工情绪情感并及时给予支持。另外高校督导也要与机构督导保持密切联络，互通有无，双方密切共同配合完成实习教学任务。

第三节　实习机构的准备工作

实习机构作为专业实习的主要场所，是实习教学的重要环节，实习机构在开始阶段应做好机构督导的选拔和培训工作、与高校建立良好的合作关系、做好细致的接待准备工作等，为实习社工的实习之路做好铺垫。

一、机构督导

实习机构应安排认真热情、细心负责、专业过硬、有督导时间和意愿的社会工作者作为机构督导，负责接待高校实习社工并为其提供全程督导，包括机构导引等行政督导内容、情感支持等情绪疏导以及最重要的社会工作专业督导。机构督导在准备阶段应对自己的临床工作作出适当安排，如有条件可在此阶段参加高校的实习动员并向学生宣介实习机构社会工作服务现状等。不论是高校督导还是机构督导，实习督导的选拔是准备阶段最重要的事宜，师资的好坏、督导能否配合默契都将关系着实习社工能否顺利完成实习。首先在资质方面，实习督导应拥有实务经验或督导项目的经验，若能够有精神科服务基础或医务社会工作经验则更佳。其次由于担任实习教学工作，除扎实的社会工作经验之外，更要智慧地与年轻人沟通，善于引导启发后辈，用心将经验传授于新一代，责任心、爱心和教学意愿及能力对于一个督导来说也极为重要。最后实习督导的选拔应打破学历、专业等限制，使得更多有志于参与社会工作人才培养的一线社会工作者、"半路出家"的社会工作者、基层工作经验丰富的社会工作者等均能够参与这项事业。

二、确立关系

准备阶段机构与高校的合作将为之后的整个实习教学奠定基础。不论高校主动寻找机构，还是机构主动联络高校，机构与高校都应尽早确立互惠共赢的合作关系，例如成立社会工作实习或实践基地。实习机构可与高校签订实习协议，明确双方责任和义务，厘清双方在实习教学中的职责等内容，对各自的工作作出相应的规定，以约束双方的行为，确保实习教学工作顺利进行。机构应充分发挥实习机构临床工作的优势，为实习社工打造优质的实践平台，补充实习机构的社会工作服务力量，同时机构亦可利用高校智力资源实现机构科研、教学等方面的提升与突破。高校可通过选派社会工作学生实习完成实习教学工作，为学生打造优质的实践平台，同时可以在科研、教学等方面给予实习机构支持与协助。机构与高校也可在实习基地的基础上开展广泛的合作，例如开展服务项目、编撰教材、编写指引手册、开展标准化建设等。作为机构，在与高校的联络中，应积极主动，搭建良性沟通的互惠平台，共同为社会工作教育事业作出贡献。

三、实习接待准备

（一）住宿、交通、餐饮等生活接待

有条件能够为实习社工提供住宿、餐饮等便利条件的实习机构应提前与机构的相关行政科室做好沟通，统计好实习社工

人数（男女比例）、实习时长等信息并提供给总务科、院办公室、膳食科等相关科室，方便行政科室做好准备，安排实习社工住宿及用餐。若实习机构较为偏僻，也可适当为实习社工提供接送服务，确保实习社工往返于学校和机构的安全。若实习机构没有条件提供上述接待安排，应为实习社工做好向导，尽可能为实习社工提供住宿、就餐等便利条件。

（二）与临床科室提前沟通

一般情况下机构督导为社会工作者，他们隶属于机构的社工部或者其他行政科室，而实习社工要进行实践的主要场所是临床科室，因此在准备阶段督导团队的负责人应与临床科室负责人如科室主任、护士长等保持好联络，做好提前知会，同时明确需要临床科室给予协助的事宜。另外机构督导应在日常工作中与临床科室医护人员保持良好互动，为实习社工进入临床科室开展服务奠定良好基础。

（三）准备工作制度化、程序化

在理顺实习准备工作后，负责实习接待的科室应将与高校联络事宜、与机构相关科室沟通事宜及注意事项、接待流程等内容形成制度和流程图，使准备工作高效迅速。

参考文献

［1］范乃康. 精神卫生社会福利机构社会工作实务［M］. 北京：中国社会出版社，2018.

［2］罗观翠. 社会工作实习教育与指导手册［M］. 北京：社会科学文献出版社，2013.

第五章　实习基本过程——开始阶段

经过了周密的准备和各方协调，实习序幕正式拉开，开始阶段工作顺利与否直接影响实习社工的实习信心、实习体验等，因此在此阶段机构与高校要进行密切沟通以保证实习社工迅速进入实习状态，适应实习节奏和实习机构环境，为后续实务工作开展奠定良好基础。

第一节　实习社工工作内容

经过了紧密的准备期，实习社工对实习机构、实习安排、实习督导等均有初步的了解，建立了对实习的基本认知，树立了积极的实习心态，以热情饱满的姿态开启专业实习。开始阶段实习社工需迅速适应实习机构环境，对专业实习形成基本规划，对服务对象作出初步的需求评估，并完成实习契约的撰写等任务。

一、适应问题

刚刚进入实习机构，实习社工对机构的办公环境、机构规章制度、机构工作人员等比较陌生，面对新环境的不适感容易造成实习社工的紧张和焦虑。鉴于此，实习社工在进入实习机构后应积极跟随机构督导走访相关科室，认真学习岗前培训的知识与内容，以最快的速度认识实习机构、掌握实习机构社会工作服务现状等信息，便于尽快融入实习机构并有效缓解新环境引起的不安感。

开始阶段，实习社工可能会遇到生活适应方面的问题如住宿条件不佳、饮食相对单调等琐事，相信对于大多数实习社工来说都是可以克服的，对此实习机构应加强相关服务，使实习社工在实习期间居住环境舒适、餐饮卫生健康，尽最大努力做好实习社工的后勤保障，让他们无后顾之忧地全身心投入专业实习。

二、实习岗前培训

实习社工应参与实习机构组织的岗前培训，认真学习相关规章制度、对实习的基本要求、社工服务开展现状等，进一步认识了解实习机构、社工服务及机构督导等，为顺利进入临床科室做好知识储备和基本认知。在了解的基础上，结合自己的兴趣和方向选择临床实习科室，例如对老年社会工作方向感兴趣，可选择老年精神科实习；想要对抑郁症多了解，可选择情感障碍科实习。一般建议实习社工在某个临床科室纵深学习，如实习时间特别长（大于 6 个月）可适当进行转科实习。

三、初到临床科室

进入临床科室的前 2—3 天，实习社工的主要任务是熟悉临床科室、逐步认识科室医护人员、住院患者的基本情况，通过阅读病历、跟随查房、陪伴患者及家属进行日常活动，运用访谈、参与式观察、请教医护人员等多种途径了解临床科室的基本情况，对患者和家属的基本需求进行初步分析。

部分实习社工在第一次看到患者后有些害怕，沿着墙边走，拉着小伙伴衣袖，走路时躲在医生护士身后，等等。这些畏惧的反应是基于对精神障碍患者的不了解而心生恐惧的外在表现，这是正常的心理反应，这种紧张情绪通常会随着时间的推移，随着对精神障碍患者的了解而逐步退去，无须过分担忧。

初进临床科室实习社工可能看到了一个处于急性发病期患者正在大声吼叫、手舞足蹈，这些怪异的行为、荒诞的言语令他惊奇、感到震撼，然而当慢慢地知道这都是患者的精神症状时，实习社工对患者的情感转变为同情和怜悯。

如果实习社工的心理反应超出承受范围，例如害怕到无法睡觉或终日焦虑，什么事情都没法做，实习社工应及时主动向高校督导、机构督导反馈，说明情况并请求机构督导安排调岗或给予情绪支援。因为接触所以更加了解，因为了解所以更加尊重，所有对精神障碍患者所持的观念都会随着专业实习的深入而悄然发生改变。

四、实习契约

开始阶段通常是指进入实习机构一周之内。在第一周结束或第二周开始时，实习社工可根据了解的基础信息和临床资料制定自己的实习契约，主要目的是帮助实习社工明确目标并对自己的实习进行较为全面的规划。契约的内容包括：实习基础信息（实习社工姓名、实习机构、实习时间段、实习督导等）、实习计划与目标、实习期间工作安排、实习内容、实习期内学习范围、实习效果评估、实习社工与督导的姓名签署等。通过撰写实习契约让实习社工对接下来的工作做到心中有数，也明确自己在实习中要努力的方向、可以运用哪些资源。与此同时实习契约要反复与高校督导、机构督导沟通并就合理性、可行性、完整性等指标进行修改，最终确定签署后正式生效。

五、专业实习的工作态度

大学生活相对自由，课程安排灵活，习惯了没课不早起的实习社工要突然适应"朝九晚五"的上班族时间很可能不习惯，会有部分实习社工出现迟到早退、实习期间无事可做玩手机等现象，对此一方面要求机构督导和临床科室加强管理与监督，另一方面要求实习社工做到与实习机构工作作息同步，迅速地跟上节奏，养成早睡早起的健康生活习惯和自律的工作方式，顺利完成实习的同时也收获健康向上的好习惯。

第二节 高校工作内容

高校在准备阶段要为整个实习做好总体规划和布局，当实习进入开始运行阶段，高校需继续与机构保持联络并创造机会使实习社工、高校督导、机构督导等人员初步认识，完成好与实习机构的对接工作，帮助实习社工顺利地进入实习机构且尽快适应实习机构生活工作安排。

一、实习座谈会

高校开始阶段可召开实习座谈会，邀请实习机构负责人、机构督导、高校督导、参与实习社工等多方参与，形式可以多样，座谈会、茶话会、见面会等均可作为备选方案，重要的是实现信息的互通有无，了解认识彼此。各方代表可以交流自己的疑惑、担忧等，也可同时为对方提出建议和要求。座谈会可设置自由交流的环节，让大家就所关心的议题畅所欲言，在轻松的氛围中认识彼此，增进了解，为后续专业实习顺利开展打好前站。

二、高校督导

高校督导可召开第一次集体督导或首次个别督导，帮助实习社工重温学校实习要求，再次了解机构特点及情况，协助实习社工制定个人实习契约。若现实条件允许，高校督导应亲自送实习社工到实习机构，走访机构并将实习社工交付于机构督导，与机构督导加深联络、重申学校对实习社工的要求，请求机构给予配合和支持，双方建立良性沟通，为后续督导实习社工奠定基础。

第三节 实习机构工作内容

从实习社工到达机构的那一刻起，实习机构就成为实习社工的依靠，实习机构应积极做好指引导向工作，协助实习社工面对适应难题，帮助实习社工尽快适应实习机构工作要求并明确实习方向。

一、机构导向指引

机构导向指引的工作内容非常丰富，包括带领实习社工参观机构环境，协助实习社工办理住宿、就餐卡等，开展实习岗前培训（实习规章制度学习、社工经费管理、社工服务之慈善救助项目、社会工作服务内容等），填写资料表格（实习社工个人登记表、通讯录等），领取工作资料（考勤登记表、实习日志表、社工工作服等），了解社工活动开展所需物资的现有情况、各临床科室具体情况以及实习督导团队的个人情况等，根据实习社工个人兴趣确定实习的临床科室。机构督导要指引实习社工到相应的临床科室，并介绍实习社工与医护人员、患者等互相认识，全方位的机构指引让实习社工迅速熟悉实习机构的环境，更好地开启实习模式。

二、协助实习社工制定实习契约

在第一周实习结束或第二周开始时，要求实习社工撰写实习契约，在帮助实习社工规划实习时间的同时也方便机构督导进行监督。机构督导有责任帮助实习社工制定合理科学可行的实习契约，既不好高骛远，也不过于简单，经过反复修改后最终确定并严格执行。机构督导应以实习契约为主要依据，监督指导实习社工的专业实习。

三、机构督导的内容和形式

机构督导可根据实际情况安排集体督导和个别督导。集体督导的主题可根据需求设计，例如"个案访谈技巧""小组设计的原则和应用""康乐活动的策划和组织技巧""文书规范化培训""社会工作价值观伦理的实践""精神病学基础知识"等，所有的集体督导都应根据实习社工的工作需求进行安排，同时结合案例进行分析，例如"康乐活动的策划和组织技巧"通常安排在实习社工提交第一份活动方案之后马上开展。集体督导原则是一周或两周进行一次，也可根据实习社工需要灵活安排。个别督导至少每半月一次，如实习社工有需要寻求督导支持可随时申请。

除个别督导和集体督导外，实习督导还通过实时回复实习社工的日志、周志、月志，批复实习社工的活动或小组计划书、过程记录、评估报告等文书资料，跟随查房、个案、小组或康乐活动的现场督导等多种方式提供支持。另外，机构督导还可与实习社工建立微信互动群，方便随时解答实习社工的疑惑和问题。

四、实习环节设计

实习的安排、任务、要求等内容都应根据机构实际情况进行设计，同时在实习开始阶段向实习社工宣教，使其知晓领会并严格执行。

（一）机构实习安排

在遵循高校实习安排的大前提下，实习机构对实习社工在实习期间的工作进行安排，主要内容如下。

一是每日工作安排：实习社工应参加临床科室的晨会交班、随医生查房、陪同患者参与康复活动、个案访谈、组织康乐活动或餐前餐后活动、陪同患者用餐、整理今日工作并撰写实习日志等。

二是实习社工应每周参加一次主题式集体督导，主题内容根据服务进度调整。实习社工应每周整理一次文书记录并归档。

三是实习社工应每周撰写周志，根据需要申请个别督导。

四是实习社工应完成机构督导交予的其他临时工作。

（二）实习任务

多数高校会对实习社工提出实习任务要求，例如撰写观察报告、完成个案服务或小组服务等，机构督导应尽全力在必要时创造条件协助实习社工完成学校的实习任务。如若高校未制定具体实习任务，为帮助实习社工更好地在专业上成长，实习机构可自行设计实习任务，任务设置应灵活并能够为实习社工提供选择，例如实习任务为完成一次深入访谈并做好记录或独立完成一次康乐活动的策划和组织（二选一即可），这样的方式让实习社工可以有自我选择的机会而不会造成太大压力。另外任务设置一定要有量化指标，例如一个月完成至少五例病房探访，指标量化能够便于操作和考核。实习任务的具体设置要根据实习时间的长短以及机构的特殊情况综合考虑后进行设计。

（三）实习要求

机构可根据实际情况制定对实习社工的要求规范，并在此阶段向实习社工提出以规范其日常行为，有效帮助实习社工实现专业成长。实习要求具体可参照以下内容结合机构实际情况进行设计。

基本要求：实习社工应比照实习机构员工严格要求自己，遵守实习机构各项规章制度，维护机构专业形象。

实习纪律：准时上下班，上班期间积极主动寻找机会完成实习目标和任务。

专业成长：在实践中学习，温故知新，把所学知识运用到专业实习中，切实帮助服务对象。

社工伦理：尊重所有同事、老师、患者及家属，保持中立，严格遵照社工伦理价值观及伦理的要求。

精神科特殊事项：注意在临床科室实习时的人身安全、保护服务对象隐私问题等精神科特有事宜。

其他有助于实习顺利完成的要求。

实习社工有重大违反实习机构规章制度事项，或被发现对服务对象有不法侵害等严重行为时，机构可终止其专业实习并移交学校处理。

参考文献

［1］范乃康．精神卫生社会福利机构社会工作实务［M］．北京：中国社会出版社，2018.

［2］罗观翠．社会工作实习教育与指导手册［M］．北京：社会科学文献出版社，2013.

［3］李伟梁，库少雄．社会工作实习与督导（第2版）［M］．武汉：华中科技大学出版社，2012.

第六章 实习基本过程——中期阶段

实习中期阶段是执行实习契约、进行实习任务的重要阶段。实习社工在该阶段需依据实际情况开展临床实务、提升专业能力；高校、实习机构在该阶段应保持密切联系，为实习社工提供持续督导与支持，确保实习顺利进行。

第一节 实习社工工作内容

经历了实习的开始阶段后，实习社工对实习机构、实习环境、实习内容有了基本的了解，明确了实习任务要求、熟悉了临床科室的工作安排、与服务对象建立了联系等。接下来，实习社工便进入实习的实务开展阶段，在临床科室进行具体的社会工作实务操作。

一、端正实习态度，适应科室情况

实习社工在进入临床科室后，难免会有紧张、害怕、好奇、兴奋等多种情绪，通过开始阶段的培训与熟悉，实习社工需尽快调整自己的情绪，端正实习态度，明确实习目的，结合实习要求，依据实习安排，开展实习任务。

实习社工应明晰实习是社会工作专业学习的重要环节，一方面可以检验理论知识的掌握程度，另一方面可以提升社会工作实务能力。在中期阶段开展的临床实操是整个实习基本过程中的重中之重，只有脚踏实地地开展实务，才能实现理论与实务相结合。因此，实习社工要端正实习态度，严格遵守实习机构的要求和规则，认真履行实习契约，以主人翁的态度去完成每一项实习工作。

熟悉并适应临床科室的工作节奏与环境，是实习社工开展社会工作实务的前提。实习社工应尽快与医护人员、其他工作人员建立良好的关系，充分利用医护人员交接班、晨间查房等契机，向医护人员、服务对象及家属请教、询问、交流，了解临床科室的时间安排、患者临床治疗康复及生活作息等基本信息以及既往开展社会工作服务的情况，只有这样才能依据患者需求、临床科室实际情况等开展相应的实务工作。

二、明确实习内容，开展临床实务

实习社工逐步适应临床科室的基本情况后，可以依据患者的需求，结合临床科室的安排，开展相应的个案、小组、康乐活动、出入院评估等临床实务工作。

（一）建立专业关系，开展个案服务

个案工作是社会工作三大直接方法之一，实习社工可利用实习的契机，与有服务需求的患者进行充分的交流，为其提供个案服务。实习社工进入临床科室后，在医护人员的推介下，可以尝试收集康复期住院患者的基本信息，了解他们的需求，分析他们的问题，与其建立信任关系，开展相应的个案服务。比如，住院患者向实习社工表达自己想出院的愿望，实习社工可以与其共同分析如何才能达到出院的标准、出院后的生活安排、出院后的服药情况等，使患者对出院的期望落实到行动中；住院患者由于病友康复出院而感到失落，实习社工在了解到这一情况后，可以及时地给予其情绪疏导，使其减轻失落感，将自己出院的意愿转化为具体的治疗和康复行动。

例如，小 H 是一个 13 岁的小女孩，平时沉默寡言、不善交流，2018 年 9 月升入初中，学习成绩中等，一上学就会出现肚子不舒服，甚至有呕吐的情况，被诊断为恐惧症。在某天查完房后，小 H 情绪激动、泪流不止，小 H 陪侍家属劝说无果，小 H 陪侍家属找到实习社工，寻求帮助。实习社工向小 H 陪侍家属了解大致情况后，对小 H 进行情绪疏导。首先征得小 H 的同意后在其身旁坐下来，递给小 H 纸巾，询问其哭泣的原因。小 H 断断续续地说出自己正在上初中，学习任务重，每天住院担心自己赶不上学习进度，其次，小 H 熟悉的一个病友姐姐康复出院了，她认为自己也痊愈了，但却迟迟无法出院。实习社工在了解原因后，运用倾听、同理等技巧，向小 H 表示有这种情绪很正常，并与小 H 一起分析病友姐姐出院的状态、出院的标准等，使小 H 明白每个人的情况都是不一样的。最后，实习社工在小 H 情绪稳定后，和她共同制订了在病房的学习计划，并鼓励她多向周围的人表达。经过实习社工的努力，小 H 情绪逐渐好转，在两天后的康乐活动中，小 H 还主动为大家表演节目，更加积极地参与治疗和康复。

（二）评估患者需求，提供小组服务

小组社会工作也是实习社工必须掌握的专业方法之一。由于不能自由出入医院，再加上药物的副作用，患者在住院期间常常会有各种各样的问题与需求。实习社工要及时发现问题，评估患者需求，为有共同需求的患者提供小组服务。比如，刚入院患者对于医院、临床科室的情况不熟悉，出现焦虑、烦躁等情绪时，实习社工可以为这类患者开展以适应住院生活为目的的小组；长期住院患者不能与外界联系，再加上病情的影响，他们的社会功能退化严重，自我效能感低，实习社工可据此开展提升自我效能感、恢复社会功能的小组活动。

例如，实习社工在与患者前期的接触与交流中了解到，患者们普遍存在孤独、信息闭塞、心态消极、情绪低落等问题，存在获得社会支持、增强康复信心、提升康复能力、扩大人际交往等方面的需求。基于患者的需求与现实条件，实习社工通过患者自荐、互荐、医护人员推荐等方式招募了 7 名身心状况相对稳定，适合参加小组活动的男性住院精神障碍患者，为其开展了"'医'路有你·同心同行"支持小组活动，该小组共包含"朋友，你好（相识篇）""康乐自心始（信心篇）""有你在，我更坚强（交往篇）""秘籍乐分享（策略篇）""携手相伴，活出精彩（总结篇）"5 节小组聚会，每节小组持续 1 小时，以此来发掘精神障碍患者的潜能，宣泄负性情绪，提升自我效能，实现患者与患者的良性互动，扩充其社会支持网络。

（三）丰富患者生活，组织康乐活动

由于精神卫生专科医院的特殊性，一般不允许非自愿住院的精神障碍患者及无家属陪护的患者随意出入医院。在住院期间，患者除了基本的药物治疗、康复治疗外，多数时间在看电视或与医护人员及其他病友聊天。实习社工可以充分发挥自己的专业性，组织形式多样的康乐活动，丰富患者生活。如果多数患者需要进行康复训练，实习社工可以利用餐前餐后的时间段进行一些小活动，如带领大家做乐眠操、手指操等。另外，实习社工可根据患者的需求，结合其身体及精神状况开展手工类、歌唱类、益智类等康乐活动，如为荣军患者组织"红歌PK赛"、为女患者组织"手工皂制作"、为男患者组织"趣味运动会"等活动。康乐活动时间不宜过长，一般以60分钟左右为宜，地点可设在患者所在临床科室、康复科活动区等开阔的场所。

例如，实习社工在实习期间恰逢五一劳动节，为丰富患者的住院生活、发挥患者的特长与优势，决定在临床科室内举办"五一联欢会"主题活动。在活动策划过程中，患者及家属是主体，依据其自身特长进行相应的准备工作，擅长写作的可以准备文字材料，擅长沟通的可以进行协调，擅长手工的可以进行场景布置，擅长歌舞朗诵的可以进行节目表演等。实习社工主要负责在幕后为其提供必要的支持，如打印歌词、下载背景音乐、准备扩音道具等，充分挖掘服务对象潜能，发挥其主观能动性。最终经过患者及家属、实习社工、医护人员等共同努力，开展主题康乐活动。

（四）收集患者资料，进行出入院评估

精神障碍患者入院时，医护人员需要了解其病史、家庭情况、疾病症状与表现等。实习社工可以通过询问、观察患者及家属等方式收集相关资料，为医护人员提供必要的信息，同时结合专业的知识为患者进行入院评估。在实习期间，若遇到康复患者准备出院时，实习社工可将实务中的观察、交流等反馈给医护人员，以便其进行全面的评估。实习社工也可对患者的精神症状、饮食情况、睡眠情况等进行出院评估，并为患者提供基础的健康辅导，使其在出院后也能保持良好的治疗效果。

此外，实习社工在临床科室实习期间，如遇到医患沟通不畅、患者与患者家属出现矛盾、患者与患者之间存在问题等情况时，应及时地发挥协调者、沟通者的角色，在能力范围之内适时介入缓解矛盾。

三、及时撰写文书，完善整理工作

实习社工在临床科室开展实务工作后，应及时地进行记录和总结，以便在后续的工作中进行反思和提升。

实习社工在为患者开展个案服务时，应对服务进行详细的记录，包括服务方式、服务时间、服务地点、主要目标、服务内容、跟进计划等。如有可能，还可尝试对个案中的会谈进行逐字稿记录，实习社工可反复琢磨、练习，思考回应话语是否合适，什么样的回应会更好，这种练习对于今后个案服务中的交谈会有很大帮助。

在小组活动开始前，实习社工应结合患者的基本情况与需求完成小组计划书，在每一节小组结束后，应及时书写小组过程记录表、小组观察记录表、单节小组总结表等。整个小组服务完成后，实习社工还应对整个小组形成总结报告，对小组目标的实现、小组内容设计及执行情况、小组评估等进行分析。

对于康乐活动的开展，实习社工也应提前书写好活动计划书，经机构督导、临床科室负责人等审核后开展，活动结束后，实习社工应及时完成活动签到表、过程记录表、照片记录表的撰写与整理工作，其中过程记录表应包括对活动的反思、总结。

对于出入院评估、协调医患关系等咨询协调工作，实习社工也应完成相应的出入院评估表、个案咨询表等文书资料的撰写。同时，实习社工还应按照实习机构的要求，按时书写并提交实习日志、月志、总结等。通过对文书工作的撰写与整理，一方面便于实习社工对自己的实务工作进行总结反思，从而提升其实务能力；另一方面也利于机构督导和高校督导评估实习社工在实习过程中的具体表现。

四、总结实习问题，接受实习督导

实习社工在进行临床实务时，难免会遇到各种问题，如进行个案会谈时不知如何开展跟进计划、组织小组活动时由于患者出院导致组员脱落严重、康乐活动进行时遇到患者病情复发等，实习社工应将遇到的问题及时总结与反馈，可通过日志、月志、面对面咨询等形式向高校督导、机构督导提出自己的困惑，寻求支持与帮助。

接受实习督导是实习社工的权利，督导要结合实习社工在实习过程中遇到的问题、困惑进行个别督导或集体督导，帮助其正确应对实习中的困难，使其逐步积累和总结理论与实务经验，从而达到实习目的。

第二节　高校工作内容

精神健康社会工作实习进入中期阶段，高校作为社会工作实习工作的重要元素，应当密切关注实习社工在实习期间的学习情况。高校督导应与实习机构保持密切的联系，进行充分的沟通，同时也应为实习社工提供日常咨询、专业督导、心理辅导等，确保实习工作顺利进行。

一、与实习机构保持密切联系

在实习中期，高校督导应按照实习前的约定，与实习机构保持密切联系，建立和谐融洽的合作关系，进行充分的沟通与协商，为实习社工顺利完成实习任务提供良好的保障。

（一）方式

定期探访是高校督导与实习机构保持联系的主要方式，高校督导可按照实习前期约定到机构进行实地探访，与机构督导进行面对面沟通，了解实习社工的实习情况。当然，如果实习社工在机构出现一些意外情况时，高校督导可以灵活安排探访时间。

如若条件不允许，高校督导无法现场探访，还可通过电话会议、视频会议、电子邮件等进行交流。这种非面对面的方式虽然方便易行、成本较低、联络速度快，但无法完全替代实地探访的作用。

（二）内容

在实习中期，高校督导应密切关注实习机构的教学与督导情况，包括机构对于实习契约的执行情况如何，机构为实习社工提供的实习机会是否合理，机构对实习社工的督导是否到位，机构提供的实习内容与学校授课内容是否一致，机构是否给实习社工过多的行政压力，实习社工的具体实习情况等。

在实习过程中不可避免地会出现一些意外情况，比如实习社工不愿意实习、不满意实习机构的工作安排等，高校督导应充分发挥与机构紧密联系的作用，弄清楚事情的前因后果，与机构督导、实习社工进行协商，共同寻找应对方法，从而使实习过程更加顺畅，做好高校、实习机构、实习社工三方的协调和沟通工作。

（三）注意事项

高校督导在与实习机构进行联系时也应注意方式方法，避免双方因沟通不畅等发生误会，导致实习目标无法顺利实现。常见注意事项如下：

提前联系，以示尊重。高校督导若对实习机构进行探访，应提前与机构的负责人或督导进行联系，告知对方自己探访时间等具体事宜。如果突然探访，可能存在因工作原因而无法及时接待等意外情况，甚至会使机构产生被突查的错觉。

　　友好沟通，平等协商。高校督导在与实习机构联系时，应秉持着双方是平等、合作、互利的原则，在实习过程中出现一些问题时，双方应以解决实际问题、顺利完成实习目的为宗旨，共同协商解决办法。

　　坦诚包容，及时总结。由于高校督导与机构督导在实习教学与实务中关注的侧重点不同，可能会存在一些矛盾之处，双方应互相包容、坦诚接纳，实现良好沟通，并及时总结相关经验，从而实现双方在实习中的有效配合。

二、对实习社工进行督导

　　实习社工在机构实习并不意味着高校督导无须过问实习情况，相反为确保实习的有效性、专业性，高校督导有义务承担实习社工在实习期间的督导责任。

（一）方式

　　高校督导可依照实习时间、实习进程等实际情况，安排定期（如每周一次）或非定期的督导（依照实习社工的需求随时开展）。

　　巡回督导是指高校督导到实习机构了解、探访实习社工的实习情况，并对其进行面对面的督导。如若实习机构较多，高校督导可与实习社工、实习机构进行协商，在实习期间确定固定的返校日，在返校日对实习社工进行督导。此外，视频、电话、邮件等也可成为督导的常用方式。

　　对于实习社工的督导，高校督导可以选择一对一的个别督导，也可以选择一对多的集体督导。

（二）内容

高校督导在实习中应对实习社工进行督导，为实习社工提供持续的关注与支持，及时了解实习社工的实习动态、进步情况。在实习中期，高校督导应对实习社工进行以下方面的督导。

1. 日常生活的关心

高校督导应及时了解实习社工在实习机构的衣食住行，对其日常生活进行咨询、了解，确保实习过程顺畅。

2. 实操层面的指引

实习社工在实习期间开展临床个案、小组、康乐活动等实务时，高校督导应对相关的计划、介入、评估等进行具体的审核与指引。

3. 专业方法的指导

高校督导应对实习社工进行专业方法、专业技巧等方面的指导，确保其将所学理论知识运用到实践中，提升实务专业能力。

4. 情绪情感的支持

实习社工在实习过程中遇到情绪失落、自信心受挫、专业不被认可等情况时，高校督导应及时给予情绪疏导、鼓励支持。

5. 价值观念的培养

在临床实务开展中，实习社工难免会遇到社会工作价值观的困难与问题，高校督导应以此为契机，培养实习社工的专业伦理和价值观。

6. 错误失误的纠正

实习社工在实习期间出现不遵守机构规章制度，如迟到早退、不按时完成实习任务等问题时，高校督导应及时对实习社工进行纠正。

7. 实习机构的沟通

当实习社工与机构督导、机构同事、实习机构出现摩擦与矛盾，实习社工向高校督导寻求帮助时，高校督导应及时介入，以实现三方良好的沟通与互动。

第三节　实习机构工作内容

实习机构在实习中期阶段应为实习社工提供开展实务工作的基本场所及设施设备，确保实习社工临床实务的顺利开展。同时，机构督导应对实习社工进行全程评估与督导服务，及时给出意见与建议。此外，实习机构还应定期向高校督导反映实习状况，并依据高校反馈作出相应调整。

一、对实习生的中期督导

实习阶段是学生将所学知识运用到实践的阶段，在此过程中不可避免会遇到多种问题，因此，机构督导应及时、定期为实习社工进行督导，确保实习社工妥善应对实习中的难题。

（一）提供专业与情感的支持

虽然实习社工在课堂上系统地学习过社会工作的专业理论

知识，但真正实践起来依旧会存在遗忘、不知如何运用等情况。机构督导可以通过案例分析、谈论分享等形式向实习社工提供专业的知识、方法技巧等，以使实习社工重新回顾和梳理理论知识。

机构督导还应及时查看实习社工的实习日志、周志、月志等，并于两日内进行回复。对于实习社工在日志中提出的共性问题，可选择集体督导，也可通过微信群、QQ群等进行集体回复；对于个性问题，机构督导可选择个别回复，如有必要，可进行面对面的个别督导，给予其专业指导。

实习社工与实习机构出现一些矛盾，如实习社工的实习愿望与机构的现实存在冲突、机构对实习社工提出要求而实习社工无法完成时，机构督导要适当地介入，做好解释与疏导工作，既维护实习社工的权利，又做到符合机构的要求。

如若实习社工在实习期间因实习任务、实务工作而产生情绪问题，因机构的其他行政工作而产生压力过重问题，因人际交往困难而产生心情失落等情况时，机构督导应敏锐察觉实习社工的心理情绪变化，及时疏导，给予情感支持。

（二）引导实习社工开展实务

随着实习社工对工作内容和流程的熟悉以及实习进程的逐步深入，机构督导可视实习社工的综合能力与患者需求，鼓励其作为主力为患者提供具体的临床实务服务工作。当然，在开展具体实务前，机构督导可视情况为实习社工进行必要的示范。

实习社工在为患者开展个案服务前，机构督导应协助实习社工明确并掌握精神障碍患者的常见问题及处理办法。当实习社工第一次面对服务对象时，机构督导应引导其进入解决问题的情境中，针对服务对象的问题，明确实习社工可以做些什么，督导可以提供什么样的协助，如何设计合适的个案计划等。当个案服务开展时，机构督导应为实习社工提供一对一的全程跟踪服务，引导实习社工反思个案会谈中使用的专业方法与技巧，确保实习社工做到以患者为中心，真正切实地帮助患者，同时，使得实习社工在个案服务的过程中能够有所收获和成长。

如果实习社工实习时间较短，不足一个月，可尝试策划康乐性质的活动，依据临床科室及患者的需求，制订活动计划书。机构督导要对活动计划书进行审核，对活动时间、活动流程、活动物资、人员分工、应急预案等详细了解并给出相应的建议。实习社工修改计划书并通过审核后，可到临床科室按照计划书开展服务，机构督导可作为观察员全程参加活动，活动结束后，带领实习社工集中讨论，对康乐活动的优缺点进行总结。

如果实习社工实习时间充裕，可尝试着为精神障碍患者开展小组活动，按照精神健康小组社会工作的过程逐步开展。从最初的筹备阶段、中期的开展阶段、后期的结束阶段，每个环节机构督导都应为实习社工提供建议与引导，如小组计划书制订完成后应由机构督导进行评阅，对不适合的地方进行修正；在小组过程中出现组员脱落等问题时，机构督导可与实习社工共同分析原因并探讨应对方法；小组活动进行时实习社工出现反移情等情况时，机构督导应及时觉察，对实习社工进行提醒与指引，从而确保小组活动顺利完成。

此外，机构督导还应协助实习社工整合实务过程中所需的资源，协调处理实务中可能遇到的沟通不良等问题，引导实习社工妥善处理实习工作中遇到的各种问题。

（三）及时检视实务过程

实习社工在开展临床实务时，机构督导应尽可能为其提供检视实务过程的机会，比如定期通过情景模拟、角色扮演、案例讨论、参与观察等形式让实习社工分享自己在实习过程中遇到的情况。同时，机构督导还可以与实习社工共同检视实务过程，针对实习社工面临的困难、专业方法和技巧等方面的不足，及时指出并帮助实习社工不断进步。

机构督导还应提醒实习社工多与机构其他专业技术人员进行合作与交流，聆听他们对实习工作的建议，实现多方合作，共同从服务对象身、心、家庭、社会等多角度为其提供服务。

机构督导在检视实习社工实务的同时，也应加强对自己工作的检视，比如与实习社工的督导模式是否契合，对实习社工的督导内容对方是否能够接受，在实务中实习社工的失误自己是否也会忽略，伦理价值方面自己是否也无法完全秉持等。

二、与高校的定期沟通

实习社工脱离学校，常驻机构实习，不利于师生之间的交流，因此机构与高校应保持定期沟通，交流反馈实习社工在整个实习期间的具体情况，及时弥补实习过程中的不足，实现实习社工、高校、机构三方的友好合作，共同促进实习工作的顺利完成。沟通的方式详见高校与机构的常用沟通方式，沟通的内容主要包含以下两点。

（一）实习契约的执行情况

实习机构应严格按照实习契约为实习社工提供实习机会和平台，为确保实习契约的顺利开展，机构应定期向高校反馈实习契约的执行情况，比如实习任务的完成情况、实习目标的达到情况等。在此过程中，机构可就实习契约中不适合、不完善的地方，及时沟通反馈给高校，进一步完善实习契约。

（二）实习社工的实习情况

实习机构应定期向高校交流反馈实习社工在实习期间的实习情况，包括日常出勤、临床实务开展情况、专业技能表现、个人成长及需要完善的方面等，使高校督导对实习社工的实习经历有较为详细的了解，从而更有针对性地对实习社工进行督导。机构督导对于实习社工的实习态度、工作能力等有任何意见和建议时，也应反馈给高校。

参考文献

［1］李伟梁，库少雄．社会工作实习与督导（第2版）［M］．武汉：华中科技大学出版社，2012．

［2］徐荣．日本医务社会工作实习教育对我国的启示［J］．社会福利（理论版），2018（2）：15－22．

［3］范乃康．精神卫生社会福利机构社会工作实务［M］．北京：中国社会出版社，2018．

第七章　实习基本过程——结束阶段

实习结束阶段是对整个实习过程进行总结评估的重要环节，实习社工在这个阶段应处理好离别情绪，做好道别工作，同时还要进行个人评价、总结实习过程，高校与机构应紧密合作，召开实习总结座谈会，妥善完成各项工作任务。

第一节　实习社工工作内容

实习社工在中期阶段开展临床实务工作后，随着实习结束时间的临近，实习也将进入最后的结束阶段。实习社工在该环节应妥善处理离别情绪、进行自我评价、总结实习中的各项工作并完成相应的交接工作。

一、处理离别情绪

临近实习结束，实习社工经常面临来自服务对象的"你们是不是快走了""好舍不得你们""你们什么时候离开呀"等关心与不舍。实习社工在临床科室与服务对象朝夕相伴，逐渐产生信任关系，突然离开难免会出现低落、不舍等情绪，这是很正常的情况。实习社工在该阶段不仅要处理好自己的离别情绪，还应协助处理好服务对象的离别情绪。实习社工应明确自己只能陪伴服务对象走过人生的一小段路程，哪怕微不足道的陪伴使其感受到温暖、收获到快乐也是对自己工作的肯定。同时，实习社工应当与服务对象达成共识，离别并不意味着结束，而是其在收获社会工作服务后新的开始，所以实习社工可以坦然地、适时地离开服务对象，不必带有愧疚、自责等心理。

二、进行自我评价

在实习结束阶段，实习社工需要回顾并整理自己整个实习过程以及经验体会，特别是在临床科室针对服务对象开展的社会工作实务，实习社工应从整体、全面的视角进行反思，分析自己在其中运用了哪些专业知识与技巧、如何将理论知识与实务相结合、从实务中获得了哪些经验、自己在实习中还存在哪些不足与欠缺等。实习社工通过系统的回顾，对自己的实习经历进行自我评价，并撰写实习总结报告，报告内容除包含上述内容外，还应有机构及临床科室的基本情况、提供服务的工作量统计、遇到的问题及解决策略、后续工作的建议等。只有这样，才能确保实习社工切实有效地收获专业实务方面的成长，并对社会工作专业有新的认识和理解。

三、总结工作关系

当实习进程进入结束阶段时，实习社工应与服务对象、实习机构、临床科室、实习督导等进行关系的总结，有助于实现实习的完整性和系统性。

（一）与服务对象

1. 个案工作

实习结束时，实习社工应与服务对象总结个案服务的服务进展、服务对象问题的解决情况以及后续的跟进事宜，如若个案服务对象的问题顺利解决、个案服务目标顺利达到，实习社工便可顺利结案，与服务对象进行告别，并完成相关的文书记录工作。如若个案服务目标并未达到、服务对象的问题仍需进一步解决，但实习时间已到而无法继续为其提供服务时，实习社工需进行相应的转介工作，具体包括：首先，实习社工应将目前个案服务面临的情况与服务对象进行总结分析，并向其解释由于实习时间的问题，不得不中止对他/她的服务，但可以将其转介到机构内专职社工，继续为其提供服务；其次，实习社工应将服务对象的详细情况、社会支持系统、个案服务的目标、介入策略、已有的进展等具体情况介绍给机构的专职社工，使转介后的专职社工对服务对象的情况有较为细致的了解，便于为其提供后续服务；最后，实习社工应与服务对象进行告别，感谢服务对象的信任、肯定服务对象的进步、鼓励服务对象积极应对生活等。

2. 小组工作

实习社工在实习结束前应完成小组服务的后期结束工作，具体包括：处理小组组员间、小组组员与实习社工间的离别情绪，互相探讨离别的感受；鼓励组员将自己所学的经验运用到日常生活中，开始新的生活；评估小组的活动目标、小组的动力分析、组员的互动沟通等。在小组服务的结束阶段，实习社工也应与组员进行告别，告知对方由于实习日期的临近，即将结束社会工作实习任务，将自己的心得收获与服务对象进行分享，感恩服务对象对自己的包容，引导并鼓励服务对象向更好的方向发展。

3. 康乐活动

实习社工在临床科室结合科室安排、服务对象需求等开展康乐活动时，尤其是实习结束前的最后一次活动，除去康乐活动的主体环节外，可以专门设计告别分享环节。实习社工在该环节可向服务对象分享自己在实习期间的感受，感谢服务对象在临床科室的照顾、关心等，并向服务对象说明自己即将离开机构的事实，对服务对象表达美好祝愿，希望其在今后的生活中能够以积极的心态面对生活等。

4. 其他形式

如若实习社工在临床科室没有开展上述服务，可利用查房、工娱治疗、休闲娱乐等机会，告知服务对象自己实习期满、即将离开临床科室的情况，对服务对象表示感谢以及给予美好祝福等。

实习社工通过总结与服务对象的工作关系，为自己的实习画上圆满的句号，既能体现对服务对象负责的态度，又能使自己的实务工作更完整，提升自己的实务能力。

（二）与机构督导

机构督导是为实习社工在社会工作专业实习中提供指引、

建议和支持的重要人物，与实习社工在实习中关系较为密切。实习社工应当在实习结束前向机构督导汇报自己的感受与成长。汇报不仅仅是简单地向督导罗列自己在实习期间每天做了什么、开展了什么服务，而是要有反思与总结，如每次服务后自己的个人收获、缺陷不足、专业反思等，只有这样机构督导才能结合实习社工的具体情况给予专业化、个别化、针对性的督导。

实习社工也应就督导过程给予相关的建议，实习督导是一个双方互动的过程，每个实习社工都是不同的个体，机构督导在为实习社工提供督导时，也应结合实习社工自身情况、不同实习情境和内容开展不同形式的督导。在实习结束阶段，一方面机构督导要对实习社工进行评估，指出其优缺点；另一方面实习社工也应该根据自身的实践体会，将自己的感受与意见反馈给机构督导，可以采取书面或口述等表达方式，帮助机构督导提升督导能力、改进督导方法。实习社工也可就实习过程中高校与实习机构双方沟通、协调、合作等方面存在的问题提出自己的建议与思考，以提升实习效果。

（三）与临床科室

实习社工在临床科室实习，总结与临床科室的工作关系也是必不可少的工作之一。实习社工可将自己在临床科室的体会、经验与主任、护士长、工作人员交流分享，感谢临床科室对自己实习工作的支持，并将自己的意见与建议反馈给相关工作人员。同时，实习社工还应将自己在临床科室未完成的事项交代给科室的专职社工，并与医护人员做好道别工作。

（四）与实习机构

实习社工及时总结在机构的实习情况，有助于完成实习期间资料的整理，确保实习工作的顺利结束。实习社工应利用实习终期督导等契机，向机构讲解自己在实习中的工作安排与开展进程、取得的专业进步以及遇到的困难与问题等。同时，实习社工应提交实习开始阶段发放的各种物资，如社工服装、标识、住宿钥匙、借阅的书籍及其他物资，实习中期记录的实习日志、周志、总结报告、个案服务记录表、小组服务记录表、康乐活动记录表、餐前餐后活动表、出入院评估表、活动开展照片等纸质或电子资料。

四、分享实习感受

实习社工在后期结束阶段除了进行自我评价、自我总结外，还可与机构的其他实习社工进行经验的交流分享，共同探讨彼此之间的进步与不足，促使大家相互学习、共同成长。实习社工分享感受的内容不仅包括自己的体会与评价，还应包含其他实习社工及医护人员所观察和反馈的不足、进步与改变等，通过他人的观察使实习社工对自己的实习有更加清楚、直观的认识。

五、告别感谢机构

实习机构作为精神健康社会工作实习的重要因素之一，为实习社工提供实习场所、设施设备、专业督导等服务，确保实习顺利完成。实习社工在实习结束阶段，应当感谢实习机构、机构督导和高校督导、临床科室中协助过自己的医护人员、服务对象、其他患者及家属，并进行道别工作。

第二节 高校工作内容

高校在实习结束阶段的主要任务是对实习社工进行指导，联络实习机构、确定实习社工回校事宜，召开实习总结座谈会，对实习社工进行综合评价等。

一、社会工作实习指导

在实习后期，高校督导应当为实习社工提供持续的实习指导，包括实习社工在后期结束阶段的实习安排、可能面临的问题与解决策略、实习后续的专业反思等，实现实习目标、完成实习计划，确保实习社工在整个实习期间能够有所收获。同时，高校督导也应征求实习社工的意见与建议，了解实习社工对于此次实习计划、实习契约等具体安排的反馈，为后续实习计划收集资料与信息，并不断完善实习过程。

以山西省某高校为例，实习社工对高校督导的评估表内容如下：

高校督导机构探访的次数；

高校督导电话联系的次数；

高校督导研讨会的次数；

实习社工对实习动员会的满意程度；

实习社工对实习机构安排的满意程度；

实习社工对小组交流会的满意程度；

实习社工对实习面谈的满意程度；

实习社工对实习计划指导的满意程度；

实习社工对机构访问的满意程度；

实习社工对总结会的满意程度；

实习社工对高校督导的整体评估。

二、联络协调实习机构

高校应通过实地探访、电话、视频会议等方式与实习机构保持联络，了解实习社工的实习情况、明晰实习契约的完成度等，如对此次实习计划的安排、实习契约的制定、实习内容的执行、实习机构的配合、实习社工的专业成长等实习成效进行总结。

高校还应与实习机构确定实习社工返校事宜，明确实习社工返校时间、返校方式、返校后应当提交的实习材料与证明、返校后实习总结座谈会的召开时间等，确保实习社工安全顺利返校。

三、召开实习总结座谈会

高校在实习结束后，应尽快组织召开实习总结座谈会，对整个实习方案的安排进行系统的、全面的分享与总结。实习总结座谈会不仅需要高校督导、实习社工参加，各个实习机构的机构督导或负责人也应参加。在座谈会中，各实习机构应将自己机构内的实习情况、实习安排、实习社工表现、机构督导等情况进行反馈，使高校、不同机构间加强了解与学习，取长补短，不断完善实习平台建设；实习社工应将自己在实习过程中的实习内容、实习收获、心得体会、专业成长等进行分享；高校应对整个实习方案的设定、实习契约的执行等进行回顾与总结，依据实习机构、实习社工和督导的反馈适时调整实习方案，确保社会工作专业实习更加合理、有效。

四、进行实习综合评价

实习结束后，高校应当对实习社工的实习效果与实习表现进行综合评价。对于实习社工的评价应当秉承着客观、公正的态度，严格按照实习社工的具体表现、实习目标的达到情况、社会工作实务专业成长等实习考核标准评价。

以山西省某高校为例，对实习社工的综合评价包含以下方面。

敬业评量（50%）：不迟到不早退；与同人、义工伙伴有良好互动；加班或额外请求配合事项都能接受；与督导有讨论、互动；主动协助或了解机构运作。

专业评量（50%）：社会工作者的温暖、尊重、关怀、同理能表现出来；能完成机构交代的事宜；能适时地提出问题，并反省自己的能力；日志或周志的撰写能翔实与检讨反省；在实习过程中能看到成长与进步。

通过对上述综合评价的描述可知，对于实习社工的实习评价不仅包含实习态度（遵守实习机构规章制度、执行实习方案等），还应包括社会工作专业方面的内容（专业团队的协作、专业关系的建立、专业知识与技巧的运用等）。

对于实习社工的评价不能是单一的标准，还应结合每名实习社工的理论基础、实务基础、实习进步等方面进行个性化考察。高校可在评价结束后，评选出"优秀社会工作专业实习生""实习进步飞跃奖"等典型实习社工代表，通过表彰会的形式进行褒奖，以激励实习社工在今后的实习过程中更好地发挥自己的作用，提升自己的实务能力等。

第三节　实习机构工作内容

随着实习进程的结束，实习机构在后期也面临着与实习社工的离别、各项工作的总结等，实习机构应当及时为实习社工开展终期督导，撰写实习带教总结，向高校反馈意见、协助完成综合评价，对实习资料进行整理归档等。

一、开展实习终期督导

机构督导应结合实习社工的实习总结报告进行终期督导，对实习社工在后期遇到的离别情绪、个人成长变化的总结等进行引导，使其在实习中收获对自己有益的知识。

（一）协助处理离别情绪

部分实习社工在实习过程中，感觉自己为服务对象提供的服务非常有限，因此在实习结束时情绪低落、伤感，甚至不愿意离开、期望延长实习时间等。机构督导应及时察觉实习社工的情绪心理变化，利用倾听、同理等技巧进行适当的引导，给予其情绪疏导与情感支持，告知对方离别时出现不舍、难过等情绪是人之常情，但应当妥善处理离别情绪，只有不断地学习新的知识才能收获更多的成长。

如若实习社工在实习结束时对自己的实习结果（评价）不太满意，机构督导可以对其进行个别督导，理性分析其实习期望、实习机会、实习内容、自身的努力等，使其调整心态，以更好的状态去迎接今后的学习与生活。

（二）协助回顾成长与变化

实习社工虽然全程参加实习安排，但并不是每一个实习社工都能够对自身的成长有较为全面的了解。机构督导作为实习社工整个实习过程的见证者，有责任、有义务协助其回顾自身在实习中的变化，比如通过对比其第一次康乐活动的开展到最后一次康乐活动的开展，从活动设计、活动主持、分享引导等多个方面，让其切实感受到自己的变化与成长。

机构督导不仅要协助实习社工明确自己在社会工作专业方面出现的成长与变化，还应进一步指出每名实习社工在今后需要加强学习与锻炼的地方，如有的人际沟通方面有些欠缺，有的自身的情绪起伏较大，有的则在文书总结方面需要加强等。机构督导应结合每名实习社工的特点，给予有针对性的建议，不断促进其个人成长，使其成为一名合格的社会工作者。

（三）协助进行个人规划

有的实习社工对自己的未来发展感到迷茫，不清楚自己以后到底要做什么，尤其是进行毕业实习的社会工作实习生，即将面临找工作或继续深造等重大抉择。机构督导可以适度地进行引导，并依据实习社工的个人特质、兴趣爱好、能力特长等给出相应的建议。如若实习社工选择就业，机构督导可就自己熟悉了解的就业现状、行业发展等进行说明；如若实习社工选择读研深造，机构督导可为其今后的读研方向、学习计划等进行引导。总之，协助实习社工了解自身在哪些方面还有待改进，使其能够明确自身今后的发展方向。

（四）收集对机构的反馈

实习社工在机构的实习过程中经常会发现机构的不足与问题，机构可向实习社工征集相关的反馈与建议。一方面是实习社工对机构发展的建议，比如工作人员间的协调配合不足、机构工作效率不高等情况，促使机构自身进行改进；另一方面是实习社工对于此次实习安排的建议，具体包括食宿安排、学习环境、康乐活动设施、机构整体环境、实习收获程度、对机构专兼职社会工作者的评价等。

（五）收集对机构督导的反馈

在整个实习阶段，机构督导与实习社工应当保持密切的联系，当实习社工遇到困惑时，机构督导应及时对其进行督导。在终期督导时，机构督导可收集实习社工对自身的反馈，了解实习社工对于自己的督导风格、督导内容、督导形式是否符合其需求与期待。

山西省某高校对机构督导的评估主要包含以下内容：

协助了解工作环境；

协助实习社工明确角色；

提供具体实习内容；

协助完成实习；

提供工作设施和条件；

督导内容；

督导时间；

核查实习时间表；

总体评估。

此外，在实习结束阶段，机构督导也应加强对自身工作与思想方面的检视。有的机构督导认为实习快结束了，有如释重负的感觉，工作方面有所放松；有的机构督导也存在离别难过、不舍的情绪；有的机构督导过分在意实习成绩，当实习社工在实习期间没有太大收获、表现一般时，机构督导可能会十分自责、感到受挫。对于上述种种情况，机构督导应当及时地自我反思，必要时寻求机构同事、机构主管的帮助，以客观、成熟、理性的心态去面对实习社工的实习结束。

二、撰写实习带教总结

实习结束时期，实习机构应组织高校督导、机构督导进行实习带教总结，回顾整个实习安排、具体的实习带教分工等，发现实习带教中存在的问题，共同探讨应对的方法。实习机构还应安排专职社会工作者到临床科室了解实习社工的服务情况，对医生、护士、患者、患者家属等发放调查问卷或进行个别访谈，收集其对实习社工的出勤情况、仪容仪表、服务态度、专业素养、沟通能力、对科室或个人的帮助等方面的评价，并进行汇总、统计分析。实习机构还应撰写实习带教总结报告，将实习社工的服务量化资料、患者及医护人员的反馈评价、实习过程中的总结反思等形成书面材料。

三、联络高校反馈建议

实习机构在实习结束时应联络协调高校的相关人员，积极参加实习总结座谈会，向高校反馈汇报实习情况，交流分享实习收获与不足，促使高校与机构双方进一步完善实习的相关事宜。

（一）确定返校事宜，协助整理资料

实习机构与高校应当严格按照实习方案确定最后的实习结束时间，双方明确实习社工返校的具体事宜，如实习社工返校的具体时间、返校的方式、返校后的安排等，实习机构负责人与高校负责人进行友好协商，确保实习社工安全返校。

对于高校要求实习社工准备的各种实习材料，实习机构应当协助实习社工进行整理，如开展实务的计划、记录、总结反思，加盖公章的实习证明和实习反馈表等，实习机构应在实习社工离开前准备完毕，确保实习社工在离开机构时整理完成，顺利带回学校。

（二）协助召开实习总结座谈会

实习总结座谈会应当由高校、实习社工、实习机构三方共同派代表参加，机构负责人或机构督导应积极配合，出席高校组织的实习总结座谈会。在座谈会中，实习机构应将实习社工在实习期间的实习表现、专业服务的开展、实务专业的反思、个人变化成长，整个实习方案的制订、执行等存在的优缺点进行汇报，以帮助高校整合实习情况，完善实习的相关安排与事宜。

不同实习机构之间也可利用座谈会的契机加强交流互动，学习彼此先进经验、讨论注意事项，建立进一步的沟通合作。

（三）协助完成综合评价工作

实习机构应当协助高校完成对实习社工实习的综合评价工作，及时将实习社工的实习过程进行评估与反馈，主要包括实习计划和实际完成情况的对比，提供服务中的实习态度、过程记录、工作表现、专业反思、团队协作情况、有无投诉且投诉是否属实、是否有效运用督导资源等进行综合评估，并在评估后给予实习社工具体的改进建议。

机构将上述的主要内容反馈给高校，高校依据评判标准进行考核、评价等，如有必要可评选出优秀实习社工以示激励。

（四）商讨后续实习合作的计划

社会工作专业实习是一个长期的过程，高校与实习机构应当秉持着持续、动态的合作观念。因此在每次专业实习结束后，实习机构与高校应当就实习事宜进行总结，并根据总结的内容不断完善今后的实习安排。同时，实习机构与高校应当协商后续社会工作专业学生实习的计划与安排，以使实习教学更加科学合理。

四、实习结束资料归档

实习机构在完成对实习社工的终期督导、与高校协商确定返校相关事宜后，便可提醒实习社工离开实习机构。离开前一天，实习机构负责人或机构督导可依据实习准备阶段的要求进行相关事宜的提醒，若实习机构提供住宿，实习社工应在离开前将宿舍打扫干净、将宿舍钥匙归还；若实习机构分发了工作服装及社工标识等，实习社工应将其清洗干净并归还；若实习社工办理了饭卡等，应将相应卡片注销；若实习社工借阅了机构书籍，应及时归还。

实习社工如需要相关的纸质材料，在征得实习机构同意后可进行复印，实习机构应提醒实习社工注意对内部资料的保密，如无特殊情况不可外泄，必要时可签署保密协议。若用于专业方面的经验交流时，应隐去服务对象的个人信息，采用化名，对于照片等资料应作保密技术处理。

实习社工在离开实习机构后，实习机构工作人员应当对实习社工的个人资料、实习日志、实习总结、实务记录表等进行整理，形成资料汇编，汇总到机构实习材料中，方便日后查阅。

参考文献

[1] 李伟梁，库少雄．社会工作实习与督导（第2版）[M]．武汉：华中科技大学出版社，2012．

[2] 徐荣．日本医务社会工作实习教育对我国的启示 [J]．社会福

利（理论版），2018（2）：15－22.

　　[3] 范乃康. 精神卫生社会福利机构社会工作实务 [M]. 北京：中国社会出版社，2018.

第八章 精神健康社会工作实习评估

随着我国社会工作专业教育规模的扩张，社会工作专业学生实习模式逐渐演变为高校、学生以及实习机构间的多向选择，学生分散在不同的机构进行实习。高校督导不可能深入每个实习机构直接观察和指导学生实习，更多情况下是借助通信工具间接指导，实习机构容易因各种原因疏于指导实习学生，使得实习学生身处陌生复杂的环境当中，由于得不到充分的外部指导而易陷入迷茫，难以通过实习获得收获和成长。因此，做好社会工作专业实习生实习评估工作非常必要。

第一节 精神健康社会工作实习评估概述

对于在精神健康领域参与专业实习的社会工作专业学生，科学、合理的实习评估不但能客观、准确和全面地评价实习效果，而且能够对实习当中遇到的各种问题起到指导作用。

一、精神健康社会工作实习评估的定义

精神健康社会工作实习评估的定义：对实习社工在精神健康领域专业实习表现的客观评价。它是通过一个有计划的程序过程、用具有信度和效度的手段，来评估实习社工在多大程度上实现了实习目标。实习评估既关注实习社工完成工作的质量，也关注完成工作的数量。

一般情况下，对实习表现的评估有两种，分别是正式评估和非正式评估。正式评估通常是以一定的具体评价标准为依据，以书面的形式呈现。非正式评估通常由机构督导以日常反馈和建议的形式提供。

二、精神健康社会工作实习评估的内容

（一）精神健康社会工作实习评估着眼于以下几个层面

一是自我知识层面，即实习社工个人的价值观和人际交往技巧。

二是关于服务对象的知识层面，着重于实习社工对服务对象发展、多元文化和价值观的认识和掌握。

三是学科专业知识层面，即实习社工对个案社会工作、小组社会工作、个案管理等精神健康社会工作专业知识的掌握与运用。

四是跨学科知识、特定学科知识层面，即在实习过程中能否根据服务对象需要灵活调动相关学科的知识。

五是专业服务层面，侧重于需求确定、服务计划制订、专业服务提供、服务总结评估与管理等方面。

（二）精神健康社会工作实习评估的具体内容

1. 与服务对象建立并维持专业关系方面

（1）实习社工应在与服务对象的互动中表现出恰当的态度：尊重、感同身受的理解、非批判的接纳、平等对待、关心。

（2）在与服务对象互动时或代表服务对象的利益处理问题时做到：客观、公正、遵守本专业的价值观与伦理规范。

2. 社会工作专业服务方面

（1）收集资料的能力：观察分析服务对象社会心理状况的能力；对提供服务需要的关于服务对象的社会心理、文化、环境等因素的识别与采集能力；从服务对象病历、就诊记录等材料中收集相关信息的能力。

（2）诊断界定的能力：能有效运用人类行为与社会环境方面的知识，从收集到的资料中提取信息的能力；理解服务对象自身独有的在感知、认知方面存在问题的能力；作出描述性的、动态的诊断陈述或是资料预估的能力。

（3）服务干预的能力：根据服务对象的情况，制订相应的服务计划、方案，合理地使用特定的专业方法，在恰当的时机进行介入干预的能力。

（4）面谈的能力：在与服务对象面谈的过程中保持面谈目的明确，主动掌握面谈方向，顺利引导服务对象说出自身感受和实际信息的能力。

（5）记录的能力：符合服务对象实际，准确、简洁、全面地记录所有关于服务对象、专业服务的信息的能力。

3. 实习工作要求和工作量的掌控方面

（1）按时足额完成实习工作任务量。

（2）在实习规定时间内合理有序地计划，推进实习工作进度。

（3）按期提交实习记录、服务总结等资料。

（4）实习工作成果与实习期望的差距在自身可接受的范围内。

4. 专业品质和专业态度方面

（1）在实习工作中行为举止遵守专业价值观和伦理守则。

（2）对所做的实习工作充满热情，有专业认同感。

（3）完成实习任务时灵活、有弹性，团队协作感强。

（4）对自我能力、自我局限有理性的认识，并能通过积极参加督导、培训、研讨等发展专业能力。

5. 关系处理与协调方面

（1）与一起参与实习工作的其他实习社工建立积极友好的关系并能适当运用。

（2）在特定时间点、特定场域能代表实习单位的社会工作部门与其他专业技术人员或其他部门良好互动。

6. 文化能力方面

（1）对有不同信仰或文化背景的服务对象的价值观、行为有一定的了解、理解和接纳。

（2）对来自不同文化的服务对象的实际需要，使用与其文化背景相对应的技术与方法。

三、精神健康社会工作实习评估的方式

精神健康社会工作实习评估的方式按照时间的维度可以划分为过程评估和结果评估。过程评估是贯穿于实习过程中，一般有初期评估和中期评估两种。结果评估是在实习结束之际进行的评估，根据评估主体一般分为实习社工自我评估、机构督导评估和高校督导评估。

（一）过程评估

1. 初期评估

实习社工正式开展实习工作前，为了便于实习社工对实习相关的情况有基本的认识和了解，实习机构会对实习社工进行基本的培训，帮助实习社工明确实习目标、实习内容、实习评价主体、实习评价指标和实习评价方法，在实习前、实习中和实习后需要做什么以及如何做，制订实现实习目标的行动计划。

在此基础上，实习机构结合实习培训情况、实习社工提交的资料报告等对其进行初期评估，以对社会工作的专业知识掌握程度、价值观、专业兴趣、个人实习期望等作出初步的判断和预估，为实习过程中的督导提供依据。

2. 中期评估

实习工作开始一段时间后，实习机构或者高校出于了解实习社工在实习期间工作情况的考虑，组织对实习社工展开中期评估。中期评估的时间可以确定在整个实习中间的某些节点上，可多次实施。中期评估的内容着重于实习社工在实习环境

的融入程度、运用理论知识解决实际问题的水平、实习出勤情况、阶段性成果等，以及对实习社工在实习期间的人际交往技巧、个人价值观等的了解。

（二）结果评估

1. 实习社工自我评估

实习社工自我评估是结果评估的重要组成部分，是根据自我表现进行自我诊断、自我评价和自我改进。自我评估主要从实习过程中的人际交往技巧、对精神健康社会工作专业知识的掌握与运用、专业服务（需求确定、服务计划制订、专业服务提供、服务总结评估）几个方面进行。

2. 机构督导评估

机构督导评估是实习结果评估的关键部分，是对实习社工评估的关键环节。机构督导评估是根据实习社工的表现（专业表现与非专业表现）进行的他评。机构督导评估主要从实习社工的个人价值观、对服务对象的多元文化和价值观的认识和掌握、收集资料的能力、诊断界定的能力、服务干预的能力、面谈的能力、记录的能力、工作要求和工作量完成情况、专业态度等方面开展。

3. 高校督导评估

高校督导评估是实习结果评估中的补充部分，是对实习社工自我评估、机构督导评估的完善和补充。高校督导评估围绕促进工作适应、促进就业和促进职业发展三个指标，通过查阅实习社工实习期间的各种文字资料、实习总结、实习报告以及面谈等方式对实习社工的整体实习情况作出评估。

第二节　精神健康社会工作实习评估的实施

一次卓有成效的精神健康社会工作实习评估需要精心组织和实施，需要经过系统的程序和步骤才能达到最佳的评估效果。实习评估的步骤主要包括：收集实习评估资料、评估前的准备、安排并确定评估时间、评估中的互动（实施评估）、评估总结等。

一、收集实习评估资料

在开展实习评估之前，要多方收集必需的实习评估资料，一般从以下渠道获取评估相关资料：

（1）实习社工对专业服务的口头报告（书面汇总）。

（2）实习社工在实习过程中的书面记录资料。

（3）实习社工与服务对象在服务过程中的影像资料。

（4）机构督导观察到的实习社工的表现。

（5）在实习培训、督导会议中实习社工的表现。

（6）服务对象对实习社工的表现的评估和反馈信息。

（7）实习机构内的其他专业人士及其他实习社工的反馈。

二、评估前的准备工作

评估前的准备工作一般集中在评估者和被评估者（实习社工）两个系统。

（一）评估者的准备工作

查阅被评估者的实习工作报告、工作记录、专业服务记录等资料，并从中提取对评估有用的信息。

查阅被评估者的出勤考勤表、日志或周志、工作记录以及其他工作总结等。

考察评估者自身的态度或行为表现，找出其中可能会影响客观评估的要素并尽量避免这些要素在评估中出现。

觉察评估过程中容易存在的问题及缺陷。

（二）被评估者的准备工作

熟悉评估标准。

对照评估要求先行自我评估。

三、安排并确定评估时间

评估时间需要提前确定并通知到所有参加评估的人员，应明确到具体的评估日期和时间。

初期评估和中期评估一般根据实习社工的实习时间而确定，可以在特定的时间进行，也可以根据实际的实习工作进度安排实习评估时间。

结果评估是在实习结束之际的评估，时间比较固定。

四、评估中的互动（实施评估）

精神健康社会工作实习评估不是评估者对评估资料僵化的评估，而是评估者与评估资料、被评估者之间良性互动的过程。

在面向评估资料的评估时，评估者需要提前了解与评估对象、评估目标等相关的信息，以确保在以查阅、评判实习资料为媒介对实习社工的评估中做到客观、公正、有效。

在面向被评估者的评估时，一般是通过面谈等互动方式进行。评估者可在面谈前期向被评估者简要说明评估程序及内容，以缓解被评估者的紧张等情绪。面谈的过程中，可先以被评估者在实习过程中做得较好的方面为开端，在中间引导实习社工转向自身在实习过程中存在的问题与不足，最后以实习社工回顾实习中的积极内容作为结束。

评估过程中，评估者应以支持性的方式向实习社工提供明确的、真实的反馈，让实习社工清晰认识到实习中的问题与不足。

五、评估总结

正式的精神健康社会工作实习评估工作在结束后应有规范的书面评估报告。

精神健康社会工作实习评估总结报告应全面、客观、规范、条理。一般情况下，评估总结报告应以评估的具体内容为依据，对每一项实习评估的内容进行细化，严格按照细化后的评估内容的每一个条款进行客观的评估和评价，并在每一个评估方面作出简要的、总结性的评估总结。

完整的评估总结报告形成后，应有评估者的签名确认，并经被评估者查看后签字确认。

六、精神健康社会工作实习评估实施中的注意事项

(一) 让被评估者先发言

在评估评价中，先让作为被评估者的实习社工就自己的实习工作情况和专业服务情况进行发言。这可以让实习社工学会评价自己，并改进自己后期的表现。让实习社工先发言，机构督导和高校督导不仅有机会就实习社工表现好的地方进行补充，同样也可以基于实习社工的实习工作能力对其进行评价。

(二) 鼓励被评估者坦然面对所遇到的问题

实习社工对在实习过程中出现的各种问题应如实汇报。实习本身也是发现问题、解决问题的过程。督导应鼓励实习社工就遇到的问题多思考解决办法，或者尝试提出自己的建议。

(三) 防止评估中出现晕轮效应和近因效应

评估者在评估中应尽量避免因为实习社工在某一方面或某一阶段的较好的表现而对实习社工在其他方面的表现也作出较高的评价。

评估者在评估过程中也应避免实习社工近期优秀或不佳表现对评估结果的影响。

(四) 避免评估中出现对比误差

若接受评估的实习社工与其他实习社工共同接受评估，应避免将接受评估的实习社工的表现与表现较差的被评估者作比较，而是应严格按照客观的评估标准和体系，对当前被评估者的表现进行独立评估。

同时，评估者应避免将假想出的自己在专业服务中的表现与受评估的实习社工的表现作比较和对比，杜绝评估中个人性的评判标准。

参考文献

［1］王晓峰，王莎．基于 AHP 和 DELPHI 的创新型专业实习评价——以陕西师范大学地图学与 GIS 专业为例［J］．教育教学论坛，2016（2）：15 – 18.

［2］［美］Alfred Kadushin，Daniel Harkness. 社会工作督导（第四版）［M］．郭名倞，寇浩宁，汪蓓蕾，高云红，译．北京：中国人民大学出版社，2008.

［3］［美］Cynthia L. Garthwait. 社会工作实习［M］．吕静淑，何其多，王笛，译．上海：华东理工大学出版社，2015.

第九章　精神健康社会工作实习安全防护

　　精神障碍患者因疾病、情绪、医患沟通以及其他不明原因，有时会出现情绪激动、行为冲动甚至暴力攻击行为。实习社工在临床科室每天接触不同类型的精神障碍患者，存在被患者攻击的风险，一旦发生伤害事件，对实习社工的生理心理会造成一定程度的伤害。因此，作为精神健康领域的实习社工，要对精神障碍患者攻击行为的影响因素及特点进行了解，以便在日常接触和专业服务中做好相应的防护。

第一节　精神障碍患者攻击行为概述

一、攻击行为及精神障碍患者攻击行为

（一）攻击行为

　　攻击行为是指伤害或试图伤害另一个个体的心理、躯体状态或者破坏其他目标的行为，其极端形式称为暴力行为。攻击行为是人类以及动物中均可发生的外显行为之一，也是人类较常见的一种社会行为。非适应性的攻击行为称为病理攻击行

为，也称异常攻击行为。不同的学科对攻击行为的认识和界定均不同。而在医学领域中，攻击行为多与精神障碍有关。唐平认为异常攻击行为是指由于心理、社会与生物因素所致的心理障碍或心理疾病所产生的对他人、物体与社会规范的侵犯行为。

（二）精神障碍患者攻击行为

任何人在特定的情境下都可能产生攻击行为，或某种利益驱动，或出于某种目的，这些都属于人类常见的适应性行为。由于精神障碍患者的攻击行为大多是受到幻觉、妄想甚至根本无任何目的或原因而突然产生的冲动行为，这种攻击行为很明显是属于病理性攻击行为。病理性攻击行为的结果是消极的，可能对自身和他人造成不同程度的财物损失和严重的身心伤害。

大多数学者认为精神障碍患者攻击行为是精神障碍患者对自身、他人和其他目标所采取的破坏性行为，在形式上包括语言攻击、身体攻击、物体攻击和自我攻击。自 20 世纪 70 年代以来，多国卫生法规相继出台，其中规定必须把精神障碍患者攻击行为作为强制住院治疗或者实施约束隔离的一项必要标准。2013 年 5 月 1 日出台的《中华人民共和国精神卫生法》第三十条和四十条中也明确规定了在何种情境下可对患者实施住院治疗、约束、隔离等保护性措施。近年来，随着统计学的发展和应用，对精神障碍患者攻击行为的研究更精准，研究也较为成熟，不同的学者和实务工作者从攻击行为的发生机制、影响因素、治疗干预、预防管理等各个环节均进行了相关研究。

二、精神障碍患者攻击行为的影响因素

（一）患者方面

1. 生物学因素

目前的研究结果证实，在生物学因素中，5－羟色胺与攻击行为间有显著关联。5－羟色胺功能下降会减少对冲动行为的抑制，刺激冲动行为。成人暴力攻击犯罪在葡萄糖耐量实验中基础血糖水平也偏低，因为低血糖可损害中枢神经功能，使认知过程及判断能力受损，也可能促进攻击行为的发生。此外，多巴胺、去甲肾上腺素、垂体后叶素、睾酮、胆固醇水平、肾上腺皮质激素和促肾上腺皮质激素等也与患者攻击行为有关。

2. 一般人口学资料

患者的一般人口学资料如年龄、性别、婚姻、经济状况等均可能影响攻击行为的发生，研究和实务均表明：未婚、经济地位和社会地位低的年轻男性精神障碍患者攻击行为发生率较高。如患者在罹患精神障碍的同时伴有药物依赖，攻击风险会更高。

3. 历史因素

住院史、入院情况及既往攻击史也会影响攻击行为。频繁入院且有攻击史的精神分裂症患者尤其是偏执型精神分裂症患者攻击行为的发生风险增高。新入院的强制医疗患者因为对住院环境不熟悉，且否认自己有病，发生攻击行为的概率比自行入院的患者要高很多。如果患者有头部外伤史，有可能会造成

创伤后人格改变，攻击行为也会增加。

4. 精神状态

精神障碍患者的精神状态也是影响攻击行为的重要因素之一。一般而言，存在被害妄想、命令性幻听、评论性幻听等精神症状以及有敌对、紧张等心理行为的患者较容易发生攻击行为。情感平淡、动作迟缓的患者攻击行为发生的概率略低，但如果患者情绪特别低落沮丧，觉得生活没有意义等，较容易产生伤害自己的行为，如自残、自伤甚至自杀。

（二）环境方面

1. 住院环境

医院及科室环境对患者攻击行为的影响不容忽视，半开放式的住院环境发生攻击行为的概率要远低于封闭式的环境。封闭的住宿环境本身对患者就是一个不利刺激因素，拥挤、嘈杂、凌乱的住院环境会增加攻击行为的发生。在精神障碍发病高峰期，新入院患者增多，加之对新环境不适应、对医院及科室管理制度不理解，更容易发生攻击行为。

2. 家庭环境

家庭作为个体的第一所学校，对个体的心理、行为等有着重要的影响。遭受过家庭暴力的患者、家属存在错误认知的患者、家庭关系不和谐的患者比较容易产生攻击行为。有的家属对患者不接纳甚至歧视，也易激惹患者，导致冲动甚至攻击行为的发生。有的患者家庭支持系统缺乏，在面临疾病或者其他压力情境时也容易产生消极应对方式，容易攻击别人或者伤害自己。

3. 社会环境

社会大众对精神障碍患者存在各种偏见和认识误区，有的媒体过分渲染精神障碍患者暴力伤人行为，使人们普遍认为精神障碍患者极具危险性，不敢也不愿意了解甚至接触患者。有的家庭因有家庭成员罹患精神障碍而产生病耻感和自卑感，千方百计隐瞒患者患病事实，担心自己及家属会遭到朋友、同事的歧视误解等。

（三）医患方面

1. 工作年限

一般而言，低年资的工作人员因为受训时间短，在预见、识别、控制攻击行为等危险因素方面缺乏经验，容易受到攻击。

2. 医患沟通

精神障碍患者由于疾病本身特点，有时会出现拒绝治疗和护理的行为，如果医护人员缺乏沟通和交流技巧，患者极易产生攻击行为。在日常治疗和康复中，医护人员容忍度低，或对患者的态度简单粗暴，也极易引起攻击行为。

三、精神障碍患者攻击行为的一般特点

（一）时间大多发生在入院初期

精神障碍患者在入院初期，尤其是入院前两周，由于远离家人且行为相对受限，加上对医院环境的不熟悉，尤其是强制入院的患者对住院治疗甚至医护人员都有强烈的抵触情绪，极易产生冲动行为。而且在入院初期，大部分患者精神症状比较

丰富，自知力缺乏，加上药物治疗短期内尚未见效，也使患者产生攻击行为的概率增加。随着住院时间的延长，患者的攻击行为发生率会逐渐下降。

在一天当中，患者就餐时、有家属探视时以及交接班时发生频率略高。部分患者在就餐时，因嘈杂、排队、喜欢的菜品没有等各种原因产生情绪激动，从而发生攻击行为。在有家属探视时，也易引起其他患者情绪波动，因小事而导致攻击行为的发生。在交接班时也存在因医护人员拒绝患者的某些要求而导致攻击行为的发生。

（二）地点具有不确定性

住院精神障碍患者攻击行为发生的地点可以在任何场所，病区走廊、医护办公室、约束性保护场所、病房、餐厅、活动大厅、康复科等地均可发生。有时因精神障碍患者拒绝某项检查，在检查途中以及进行检验、检查的场所也有可能发生攻击行为。

（三）方式多样化

精神障碍患者攻击行为的方式主要有身体攻击和语言攻击。在国外研究中，住院精神障碍患者攻击行为以语言攻击最为常见，而在国内的研究中则显示身体攻击发生的频率较高。近几年，随着人们对心理创伤的重视，语言攻击在精神障碍攻击中所占比例逐渐提升。除了攻击别人之外，患者也会进行自伤甚至自杀等针对自己的行为，尤其是抑郁症患者以及有自罪观念的精神分裂症患者。在攻击的具体方式上，不同性别采取的方式也不同，男患者往往会采取伤人、损毁物品、粗言谩骂、威胁等方式，而女性则更多采用大声谩骂、咬人、踢人、吐口水、抓头发、撕扯衣物、损毁物品等方式。

（四）对象以医护人员居多

在住院精神障碍患者中，由于医护人员与患者接触较多，遭遇攻击的概率较高。护士作为与患者接触最多的专业人员，相比其他工作人员而言，更容易受到攻击，尤其是女护士。虽然攻击对象主要为医护人员，但并不意味着患者不会攻击社会工作者、康复师等其他专业技术人员，只不过与医护人员相比较，概率略低而已。

（五）可造成不同程度的身心伤害

在临床工作中，医院虽然重视对精神障碍患者的攻击行为进行提前预测和防范，也逐步完善环境因素和临床因素等调节患者的精神和心理状态。然而，还是难以避免有工作人员遭受患者的语言或身体攻击，除了躯体伤害之外，被攻击者极易产生失落、沮丧等情绪，甚至影响其专业认同和继续从事工作的积极性。

第二节　实习工作中的安全防护

精神障碍患者的攻击行为危害严重，难以预料，且发生率较高，攻击行为直接威胁其他人的人身安全，给社会、家庭带来诸多的麻烦和危害。而精神健康社会工作实习社工的服务对象包括各类精神障碍患者，而每名患者所罹患疾病的种类、治疗情况、受教育程度、家庭环境、对精神健康社会工作的认同度等不尽相同，而大部分实习生可能在此之前从未接触过精神障碍患者，对这一领域也缺乏相应的安全教育。

在法律方面，对于实习社工在实习期间的安全防护也缺乏相应的依据。在我国，劳动者是指达到法定年龄、具有劳动能力、以从事某种社会劳动获得收入为主要生活来源，依据法律或合同的规定，在用人单位的管理下从事劳动并获取劳动报酬的自然人。而社会工作实习属于一种教学活动，严格来讲实习社工并不是劳动关系的主体，与实习机构之间也不存在劳动关系或者事实劳动关系，因此实习社工一般也不是我国劳动法意义上的劳动者，不适用《中华人民共和国劳动法》和《中华人民共和国劳动合同法》。如果实习社工在实习过程中受到人身意外伤害，很明显不能被认定为工伤事故，受伤害的实习社工也难以获得工伤赔偿，仅能依据过错责任原则按照一般人身侵权予以处理。因此实习社工在为精神障碍患者提供服务的过程中，必须具备一定程度的识别、化解风险和安全防护的能力，确保自身及他人实习安全。

一、实习前的安全防护

（一）签订三方协议

在实习初期，学生仅仅接受过学校的理论授课，没有临床经验，法律意识淡薄，沟通能力欠缺，应急能力也相对不足，对可能发生的不安全因素认识不够，出现问题时处理不当，容易引发安全事故。因此实习机构、高校和实习社工之间必须签订实习协议书，将各自的权利、义务和责任明晰规定，约定意外伤害保险和赔偿，构建社会化的保护机制，将实习社工在实习期间的人身安全等重大风险进行分散。如有条件，高校、实习机构与实习社工三方应尽可能协商为实习社工购买意外险。

（二）加强安全培训

将安全知识纳入实习社工的培训计划中，加强岗前培训前期的安全教育和管理。高校可参照实习机构要求加强安全演练，切实提高实习社工的自我安全与防范意识。机构督导和高校督导应协助实习社工充分了解实习范围、岗位工作条件和工作环境，培养实习社工的安全意识。此外督导应做实做细岗前安全培训方案，并将在临床实务中开展个案、小组、康乐活动及入户回访中可能遇到的各种问题明晰化，使实习社工明确了解各个过程中可能发生的意外事件，并有相应的防范措施。

（三）严格照章操作

精神障碍患者因病情或者其他诱因，易发生冲动伤人事件，因此，强化实习社工的安全教育，使其对实习机构可能出现的危险内化于心，并严格按照实习机构的要求提供相应的服务。除此之外，机构督导也可就在实习过程中可能遇到的危险与实习社工进行讨论和演练，确保各项实务活动的安全，实习社工在实习过程中均应牢固树立安全第一的意识，严格按照各项安全规章制度操作，避免在实习过程中对自己或者他人造成伤害。

二、实务工作中的安全防护

（一）医院感染中的安全防护

实习社工在临床科室提供病房探访、个案会谈或者其他服务时，除了解患者精神症状和情绪状态是否稳定之外，必须向患者的主管医生了解患者的既往疾病史，尤其关注是否有合并传染性疾病。

如果服务对象同时罹患某种传染性疾病，实习社工要向主管医生了解该病传染途径，并做好相应的防护措施。在与该服务对象一起工作的过程中，尽量与其保持适当距离。

一般情况下实习社工无须进行危机干预，但为了更好地应对危机或其他紧急事件的发生，实习社工在平日工作中应详细了解患者病情，多留心观察患者病床前的标识。床头卡会有相应的标识或提示患者罹患某种传染病，实习社工在培训和学习中应熟记医院感染的相关标识。

虽然精神障碍不具有传染性，但医护人员或者督导均应教导实习社工在进入临床科室前后、接触患者前后养成洗手的习惯，如果有工作服也应定期清洗消毒，养成良好的卫生习惯。

（二）临床科室中的安全防护

实习社工应遵守机构各项规章制度，并积极参加机构举办的自我防护知识以及应对突发事件能力的培训，增强自己对突发事件的应对能力和自我保护能力。

实习社工在封闭病房如遇到患者的一般性合理要求时，尽量给予满足，如因条件所限无法满足也应给予解释说明。如遇到发病期的患者不承认自己有病，要求实习社工为其购买物品、介绍对象等不合理要求时，可先采取哄劝的办法，稳定患者情绪，不与其正面对抗，以免患者暴力伤害实习社工。如实习社工无法稳定患者情绪，可向督导或者医护人员求助，转由专业人士妥善处置。

实习社工在个人穿着方面也应注意。若有社工工作服可穿工作服，若没有统一服装，穿着以简单舒适为主，不穿过于暴露的衣物，不佩戴耳环项链等容易被拉扯的饰物，不穿高跟鞋，女同学应将头发扎起或者盘起，避免被患者撕拽。实习社工在任何情况下都应该避免背对患者，一旦遇到患者出现伤害别人的过激行为时立即离开，并寻求其他专业人士的帮助。

（三）个案社会工作中的安全防护

实习社工在和任何一名精神障碍患者接触前，一定要提前询问患者的主管医生或者护士或者所在临床科室专职社工，确定该患者情绪稳定，且无伤人毁物、自伤自杀倾向后方可进一步接触。实习社工在与精神障碍患者接触时，要为患者营造信任、安全的工作氛围，对患者尊重、热情、和气，使其可以在比较平稳的精神状态下接受专业服务。

在与患者沟通的过程中，多理解多聆听，多支持多鼓励，努力构筑良好的专业关系。即使需要了解相关信息，也尽可能在自然情境下询问，尽量避免边询问边填写表格，以免使敏感的患者感觉不佳。

实习社工在接触患者过程中，态度真诚自然，用语关切中立，不用批判和谴责的语气。对不同疾病类型的患者，采用不同的接触方法，既要把握原则性，又要掌握灵活性。在会谈时密切观察患者的情绪和行为变化，如果发现患者有伤害自己或他人倾向，可暂时中止服务，以减少攻击行为的发生，并就近向医生或护士求助。

实习社工在保护自己的同时也应避免小题大做，过度保护自己。一是容易让患者感觉自己受到了歧视，不利于专业关系的建立和服务的进一步开展；二是容易给敏感的患者造成不必要的恐慌，加重其心理负担。

（四）小组社会工作中的安全防护

在招募患者参加小组活动时，应该明确本次小组活动对象的纳入和排除标准，防止正处于发病期或者有冲动、伤人、毁物倾向以及自伤、自杀的患者参加，以免对患者本人、其他组员以及实习社工造成人身伤害。在筛选组员时，提前征询患者的主管医生或护士，确保患者情绪稳定，且适合参加小组活动。实习社工在与患者面谈的时候也应随时观察其情绪和行为举止，并根据患者情绪变化灵活调整话题，避免与患者就精神症状等话题发生争执。

实习社工在制订服务方案时，要根据服务对象的基本情况开展相应的活动，如老年精神障碍患者不宜开展程度剧烈的小组活动，以免在过程中摔伤、碰伤等。康乐或联欢性质的活动不建议分级设置奖品，以免有的组员因此情绪失落，产生冲动观念或行为。此外，实习社工也应充分考虑服务对象由于服药引起的副反应，如静坐不能、体位性低血压等，在方案设计的时候应有所注意，不宜设置需要长时间静坐以及频繁起立下蹲等的活动。

在方案的应急预案设置中，应该详细明确每个人的职责和任务，一旦出现意外情况，立即按照预案行动，将损伤降到最低，必要时可在机构督导指导下进行演练。此外，实习社工也可以根据需要邀请医护人员参加，一旦出现意外，可以迅速进行处置。

在小组活动过程中，所有用到的物品全部数量清楚，并请护士长查看清楚，确保活动物品不会对患者及其他人造成伤害。如果在活动中需要用到剪刀、笔、其他尖锐物品以及细小易吞咽物品，这些物品必须由专人保管，随时用完随时整理，并在活动结束后全部清点清楚，以免被患者拿到误食或误伤自己及他人。

在小组开展过程中，实习社工应将小组的基本原则如保密、不批判等阐述清楚，最好举例说明，必要时可以多次重复。对于小组组员的一些要求如按时参加，可以具体为提前5分钟到场等，便于组员理解和操作。此外，在小组过程中，实习社工要密切观察患者的情绪和行为，并对不同疾病类型的患者，采用不同的引导技巧。如：躁狂患者要避免说有刺激性的语言，以防情感爆发，产生冲动行为；对抑郁患者多鼓励，耐心引导和解释，使其感受到实习社工的关注和温暖。

（五）家庭回访中的安全防护

实习社工在进行家庭回访前要和回访对象及家属确认好回访时间地点，并确定回访对象和家属均愿意接受社会工作者的回访。

　　实习社工在回访前需提前了解回访地的治安状况、交通状况、当天天气状况、回访对象家庭成员及其相互关系融洽程度、是否有攻击性的行为以及回访时提到的其他注意事项等，以便做好相应的准备和防范。实习社工应提前告知对方回访人员数量，并约好双方对外身份，以免回访时正好遇到他人在场。

　　为保护患者及家属隐私，实习社工在回访时不乘坐医院救护车、不佩戴与医院有关的标识、不穿工作服，以免给回访对象造成心理压力。

　　在回访过程中，实习社工应留意回访对象家中是否还有除家庭成员之外的其他人，如果有，明确和回访对象关系如何、是否需要回避等。

　　在回访过程中，实习社工表情应自然友好，用语亲切随和，并随时观察回访对象的情绪和精神状态，若回访对象情绪激动有冲动伤人倾向，可适时转移话题甚至终止回访。

参考文献

　　[1] 杨德森. 行为医学 [M]. 湖南：湖南科学技术出版社，1998：3－5.

　　[2] 唐平. 病理性攻击行为的心理基础及其哲学本质 [J]. 医学与哲学，2004（25）：65－67.

　　[3] 姚秀钰. 精神疾病患者攻击行为风险评估的研究 [D]. 北京：协和医学院，2013.

　　[4]《中华人民共和国劳动法》（2012 年修正）.

第十章 精神健康社会工作实习中常见问题和答疑

社会工作作为一门应用型学科，除了要求学生掌握基础理论知识外，更注重社会工作实务技能的训练。精神健康社会工作也是如此，学生在课堂上学到的理论知识与实习中的体验感悟相结合，能够更好地促进个人成长。然而在精神健康社会工作实习过程中，大多数高校尤其是综合类高校并没有开设精神病学这门课程，学生日常与精神障碍患者的接触也比较少，缺乏对这一群体的客观认知，因此在精神健康实习过程中极易出现各种各样的问题。

本章根据带教高校社会工作专业学生的经验，整理出实习生在涉及专业认知、实习沟通、实习伦理及实务中遇到的各种困扰，并尝试给出指导性建议，希望对精神健康领域的实习社工有所助益。

第一节　精神健康社会工作专业认知

【**案例一**】实习社工小王到科室不久，自己也不大清楚社工可以在临床科室干什么。科室人员见小王在办公室坐着，经常会给他布置一些在他看来非"专业"的工作，比如复印打印相关资料、不同科室间找人签字、报送材料、取快递等，占据了他大部分实习时间，小王感觉自己就是一个"科室打杂人员"。

小王遇到的跑腿打杂等情况很多实习社工也会遇到。虽然近几年社会工作在我国发展迅速，但在医疗或者其他领域，大众的认同度还不是很高，甚至没听说过社会工作，再加上小王经常在办公室坐着，一来二去，医护人员认为他非医非护，也只能给他布置一些零星跑腿打杂的工作。在这种情况下，首先小王应结合机构督导的介绍及自身所学，快速厘清社会工作可以在临床科室做什么，并从理念上让大家有感性认识；其次身体力行，在临床科室举办宣介性的活动，增进服务对象对小王、对社会工作专业的认识，并尽可能邀请医护人员参加，也可以以某个个案或者某项服务为契机，积极宣介社会工作；最后如果小王在专业工作之余，仍有空闲，也可以帮医护人员做一些力所能及的小事情，既可以融洽双方关系，也为后续服务奠定良好基础。

【**案例二**】实习社工小王这两天情绪有点低落，因为在和患者接触时，被患者和家属质疑："社工既不像医生能治病，又不像护士能对患者进行日常护理，一天到晚要么找人聊天，要么就组织个活动哄大家开心，真正实质性的问题一个也解决不了。"

患者和家属存在这样的质疑可能有以下两方面的原因，一是患者和家属对精神健康社会工作专业不了解，二是实习社工在开展服务时可能流于形式，没有真正回应服务对象的实际需求。这种情况下，建议实习社工不要因患者及家属的否定就给自己贴上"失败者"的标签，甚至对自己的专业产生质疑。首先，实习社工小王可以反思自己为患者及家属提供的社会工作内容与服务，是否基于他们的需求，是否符合他们的期待，如果自己在这方面有所欠缺，可在今后的服务中改善。其次，小王可以利用此契机，举办社会工作宣传类活动，鼓励服务对象分享对社会工作的看法，以便患者及家属明晰在何种情况下可以分别向社工、医生、护士、心理治疗师、康复治疗师进行求助。最后，如果发现自己因为这些质疑而伤痛，无法展开后续工作，可以向机构督导、高校督导寻求帮助，从而缓解自己的情绪压力。

【**案例三**】实习社工小王在某护士的协助下完成了几次社交康乐活动，活动结束之后护士对小王说："我看了你好几次活动，这些游戏我都学会了，社工活动不过如此嘛。"小王听了心中特别难受，可又不知道该如何为社工专业辩驳。

小王听到护士对自己所从事专业的评价感到难受，心情可以理解，这也从侧面说明了小王非常珍视自己的专业。社会工作专业本身有很多的工作方法，小王运用的仅仅是社会工作众多方法中的一种，护士据此评价，显然是对社会工作专业缺乏全面客观的认识。仅就活动而言，实习社工所采取的形式可能护士看一遍就迅速学会，并且也可以照猫画虎般使用。但是在什么场景下用什么样的活动，一节活动中哪个活动热身，哪个活动是主体活动，为什么用 A 活动而不用 B 活动，热身和主体活动之间的逻辑层次是什么，期待通过活动引发参与者的哪些思考和改变等，这些都是实习社工思考的内容，也是在方案设计时需要反复考虑的。护士看到的仅是患者参与的一部分，感受比较直观，但在此过程中实习社工设计活动的逻辑思维，对活动的总结、反思、评估甚至前期的需求调查等，都是护士看不到的，而这些看不到的部分，恰恰就是社会工作专业性的体现之一。因此，小王不必太纠结别人对社会工作的评价，如果有空余时间，可以向护士宣传社会工作，以增加其对社会工作专业的了解。

第二节　精神健康社会工作实习沟通

【案例一】小王是某精神卫生专科医院的实习社工。在一次上午查房结束之后，科室护士长对小王说："现在科室人员都比较忙，你陪患者和家属去对面的综合医院做个检查吧。"小王觉得自己是一名初到医院的实习生，且不是临床医学专业的，本不想去，但又觉得是护士长给自己安排的工作，直接拒绝恐怕对自己以后在临床科室实习影响不大好，最终还是答应和患者及家属一起去检查了。

作为初到临床科室的实习社工，经常会遇到被临床科室安排一些超出社会工作者工作职责范围的事情。首先，实习社工小王在接到这些任务时，可向护士长提出自己的疑惑和担忧，如患者在检查途中出现问题，自己又不是临床医学的实习生，恐怕难以应付，能否再安排一名医护人员共同前往。如果未得到有效的回应，实习社工小王可及时向机构督导进行求助，由督导出面进行协商，如果仍无效果，实习社工可向高校督导反馈，由三方共同协商解决。其次，实习社工小王可以换个角度思考，其实在陪同患者与家属进行检查的过程中也可以开展社工服务，比如利用这个机会与他们建立关系，收集患者的基本信息，同时向患者及家属宣介社工服务，增强他们对社会工作的了解。最后，实习社工小王从综合医院回来后，可以找护士长进行沟通，向对方说明自己的实习计划以及工作内容，尽可能地减少与自己专业无关的工作内容。

【案例二】实习社工小王在某精神卫生专科医院实习之后，发现该科室存在一些问题。如，科室某工作人员迟到早退、上班时间炒股；科室工作流程烦琐、效率低下等。小王心中一直困扰，到底该不该将这些想法告诉自己所在临床科室的主任或者护士长。

实习社工刚步入实习机构，带着满腔热情和崇高理想去进行服务，但经常会受挫于社会中的现实，难免会失落、困惑。

首先，实习社工小王要明确，不是所有的人都是尽职尽责、积极向上的，所以千万不要陷入理想化的美好愿景里。其次，实习社工要及时反思自己的工作态度，不能别人怎么样自己就怎么样，要有自己的原则与底线，坚守自己的工作方法。再次，实习社工小王可以思考临床科室为何会出现这些问题，人员分工不均？科室管理不善？工作方法低效？紧接着思考可以有什么样的应对方法，如何更好地使临床科室工作高效开展。最后，实习社工小王可以选择恰当的方式向临床科室主任或护士长说出自己的想法，比如单独和他们沟通，而非在所有人面前提出，或者通过邮件、文档等形式提交。

【**案例三**】实习社工小王经常遇到患者询问他："我什么时候可以出院？""能不能和医生说一下，给我增加或者减少药？"

这个涉及和患者沟通内容的问题，对于社工可以直接答复的，可以对患者给出明确的答复；对于不属于社工服务范畴的内容，一定要明确地向患者表示，不能含糊其词，更不能随意应答敷衍患者。对于患者提到的出院问题以及增加或者减少药品用量的问题，小王可以建议患者在查房时询问自己的主管医生，一般情况下医生均会给出相对明确的答复。对于内向胆小或者不敢单独与医生交流的患者，实习社工可以陪同其一起向医生了解治疗和康复状况，同时请医生向患者强调按时足量足疗程服药的重要性，切不可患者自己或者家属根据患者表面病情的变化随意调整药品或增减用量。

【**案例四**】实习社工小王初到某临床科室实习，就遇到一个困扰：很难听懂当地的方言，他担心自己因为听不懂方言而无法开展服务，非常苦恼。

作为初到临床科室的实习社工，遇到语言不通问题很正常，小王不要因此过分焦虑。首先，小王在和服务对象沟通时，可以询问对方能否用普通话交流，如果对方能用普通话或者其他双方能听懂的语言交流，问题迎刃而解。如果服务对象不会用普通话，可以请服务对象表述的时候语速稍微慢一些，实在听不清楚，可以再次询问，必要时可以用纸和笔协助交流，切忌不懂装懂。其次，小王也要学会善用服务对象周边资源，比如有些话题在征得服务对象同意下可以请服务对象的陪侍家属、病友或医护人员翻译。最后，小王长时间处在某一方言的环境中，只要用心学习和聆听，慢慢地也会对当地方言有一定的了解，听起来不会那么费事，因语言不通产生的困扰也会逐渐减少。

【案例五】实习社工小王与患者接触时，在询问了一些基本情况后，不知该从何谈起，用小王自己的表述就是"尬聊"。

很多初入职社会工作者接触精神障碍患者都可能遇到类似的情况，有时候甚至会被患者"带偏"，在会谈结束之后感觉没有什么实质性内容。出现这种情况一是建议小王可以提前拟好会谈的逻辑框架和提纲，心中有了会谈的框架，谈起来就会围绕主题，不容易"跑题"。二是即使出现服务对象偶然跑题，也要及时将其"拉回来"。三是在会谈结束之后，可以和服务对象一起商量下次会谈的主题内容，双方心中都有明确的主题和内容，"尬聊"的情况就会越来越少。

第三节　精神健康社会工作实习伦理

【**案例一**】实习社工小王最近一直纠结一件事情：患者李某觉得小王服务耐心细致，多次当面赠送小王礼物，以表达谢意，小王每次都是果断拒绝，但李某觉得小王拒绝是看不起自己，嫌弃自己是精神障碍患者。

患者为了表达对实习社工的谢意赠送礼物，在"人情社会"中是可以理解的。服务对象赠送礼物，一方面可能是表达自己的谢意，另一方面也可能是希望实习社工接受他的想法、说法等，以便更好地关照自己。实习社工要明确服务对象赠送礼物背后的含义，如果只是表示谢意的小礼物，比如祝福卡片、一小块糖等，实习社工可以接受。接受小礼物时可以设定一个标准，比如不超过1元钱，或者与机构督导、高校督导共同商讨决定。如果礼物十分贵重，实习社工应态度坚定，委婉拒绝，向服务对象表示感谢他们对自己工作的认可，服务患者是本职工作，理应竭尽全力，如果帮助到他，自己的工作也有价值。拒收礼物不代表看不起，不要让服务对象心里有压力。

【**案例二**】实习社工小王最近遇到一个难题：自己服务的患者李某悄悄告诉小王，他吃的这些药副作用太大，又发胖又流口水，在医院护士们看得紧，必须得吃，出院之后坚决不吃这些药，并且告诉社会工作者，千万不能和其他人说。

保密原则是社会工作伦理的基本原则之一，也是社会工作者与服务对象服务关系的一个核心特征，因为有保密原则，服务对象觉得和社会工作者分享是安全的，社会工作者向服务对象承诺保密，表明愿意保护服务对象的权益。然而，保密并非绝对的，小王遇到的这种情况，如果服务对象不吃药，有很大可能引起其病情复发甚至加重，不利于服务对象出院后的治疗和康复。因此，在这种情况下，从服务对象生命质量原则出发，实习社工首先应当耐心地与患者探讨规律服药的重要性，使服务对象意识到不规律服药可能会严重影响身体的康复。其次，实习社工可通过艺术化的方式提醒服务对象的主管医生、护士及家属，在服务对象服药期间要格外注意，防止其扔药、藏药甚至拒绝服药，事关服务对象生命健康方面，既不能死守秘密，也不能放任服务对象，任由其"自决"。

【案例三】实习社工小王在接触某患者后，认为患者的问题比较简单，向患者承诺"没问题，包在我身上""放心吧，我能搞定的"。

小王这种大包大揽、代替包办的做法不利于激发服务对象主动参与的积极性，而且在小王这种"大包干"的承诺下，服务对象可能会更加依赖社会工作者，实际上不利于服务对象个人问题的解决，也不利于服务对象的个人成长。社会工作的服务宗旨是"助人自助"，目标是服务对象最终可以依靠自己的能力解决自己的问题，如果能将在服务过程中学到的方法再帮助别人，从自助到助人，这也是社会工作服务的意义所在。总之，社会工作者在服务过程中，一定要明确自身角色是协同陪伴的角色，要鼓励引导服务对象自我决策，靠服务对象自身的努力与行动解决问题。

第四节　精神健康社会工作实务困难

【案例一】 实习社工小李初到精神卫生专科医院实习，在病区看到很多患者绘声绘色描述自己各种夸张的想法，有的患者痛哭流涕讲述自己被人迫害、遭人下毒、思维被某先进设备控制等，有的患者吹嘘自己很有本事，可以解决很多问题等，小李非常感兴趣，并常常就这些问题和患者讨论甚至争执。

对于从未接触过精神障碍患者的小李而言，对患者的症状表现有所关注是可以理解的。然而从描述中可以看到，小李所接触的服务对象处于发病期，各种表现也均为精神障碍的典型症状，患者自知力有限。在此阶段的患者，应该由医护人员提供基本的治疗和护理，实习社工不宜在此阶段介入，即使沟通也难以获得有效信息，效果较差。如果服务对象需要，小李可在患者精神症状得到控制，可以进行基本沟通交流后再行接触。而且，上文表述的患者有典型的被害妄想，万一小李在争执中激惹服务对象，也容易导致患者对小李造成语言甚至人身伤害。因此在精神障碍发病期，不建议实习社工和患者讨论症状甚至争执。

【案例二】 实习社工小王初到实习机构，觉得自己学到的专业知识终于派上用场了，想着帮患者和家属解决各种各样的问题。然而在实务中才发现，囿于各种因素，实际上小王能做的非常有限，他自己觉得所学专业深度不够，个人情绪非常低落。

实习社工初到实习机构，热情很高，助人意愿也比较强烈。然而在实务中可能会发现，由于患者问题的多样性、个人专业技能和变通能力缺乏以及其他不可控因素等，并非如社工所愿能在理想化情境下开展服务，可能会出现服务不顺利甚至难以开案的情况。对于服务精神障碍患者所需各种知识和技能，除了积极参加学校和实习机构组织的各类培训之外，建议小王平时加强学习，并在实务中及时向其他社会工作者学习和请教，情绪低落时及时向督导或者心理咨询师求助。督导发现相关情况后，也应及时给予相应的支持和疏导。

【案例三】实习社工小王到医院实习不久，在和患者接触一两次后就在方案中写道："我觉得患者可以用认知行为治疗方法。""我觉得这个患者可以用精神分析方法。"在督导问到患者的具体细节时，小王才发现自己有很多细节都没有了解。

这是很多初到医院实习的社工学生常会出现的情况。在初期，和患者接触后自认为了解了患者的很多信息，并迅速制订出相应的工作方案，雄心勃勃想要解决患者的诸多问题。然而，在实际操作中，却发现对患者情况掌握得不够充分，有时甚至因各种原因都难以开案，更谈不上使用哪一种方法。实习社工热心助人的意愿值得肯定，但是一定要在充分了解和掌握服务对象基本情况的前提下，与服务对象一起制订相应的服务方案，并让服务对象也参与其中。除此之外，在精神健康领域，社会工作者对某些心理治疗方法也应熟练掌握，这样在服务对象需要的时候可以游刃有余地使用。

【**案例四**】实习社工小王最近发现患者李某情绪低落，在询问中得知和李某同病房的张某马上就要出院了，自己比张某住院时间长却还是不能出院，因此这两天情绪波动比较大。

小王遇到的这种情况在临床上也比较常见，在临床科室社会工作者经常会被患者问到类似的问题。在这种情况下，小王可先向患者澄清：每个人的罹患疾病情况、治疗和康复情况均不一样，即使同样的疾病，因为个体身体及心理素质的差异，治疗时间也不可能完全相同。除此之外，小王可以鼓励李某向主管医生询问自己的病情，使其对自己的治疗情况有比较清晰的认识。同时，除了精神症状之外，李某的社会交往、康复状况、自知力等均属医生评估的范围，也应全面了解。针对医生提出的建议，小王可以和李某一起制订切实可行的康复方案或者出院方案，并鼓励李某朝着出院的目标努力。如果李某同意，小王也可以请张某谈谈自己康复的经验，病友的经历可能更有说服力，也可以增强李某的康复信心。

【**案例五**】实习社工小王最近心情糟糕，因为前段时间自己服务过的服务对象张某又住院了，且病情比上次要严重很多。小王高度怀疑自己的服务效果，同时对自己所从事的专业也产生了怀疑。

小王出现的这种情况很多精神健康社会工作者都可能会遇到。精神障碍患者的康复是个漫长的过程，且需要医护人员、康复师、社会工作者、心理咨询（治疗）师、服务对象及其主要照顾者的协助和坚持。在实际操作中，每一名社会工作者遇到类似小王的情况，情绪都可能会受到不同程度的影响。在此情况下，小王可向医生了解张某疾病复发的原因，如果与小王提供的服务有关，可及时请教督导或者其他相关专业人士，并采取相应的补救措施。如服务对象是因疾病本身原因、不遵医嘱擅自减药停药或其他非社会工作者服务原因造成的疾病复发，小王不应过分揽责，可与张某继续接触，并根据对方需要提供相应的服务。

【案例六】实习社工小王在与搭档小乔开展小组活动的过程中，患者李某突然情绪冲动，对着社工大喊大叫，小王和小乔都蒙了，想制止又怕李某情绪更激动，不制止又觉得李某这种情绪状态不适宜继续参加本节小组活动，不知道该怎么办。

针对这种情况，小王和小乔可以暂停活动并评估李某的情况，如果经劝慰后情绪稳定，可以继续参加活动。如果李某仍情绪激动，可将李某劝离活动场所，询问其具体原因并根据情况给予相应的疏导，同时也应对参加活动的其他组员进行相应的安抚。如果李某情绪仍然难以平静，必要时可以请医护人员进行相应的评估和处置，以免李某伤害自己或者他人。同时也应提醒实习社工，在制订小组计划书时必须在应急预案中列明出现这种情况时应该如何处置，将工作人员明确分工，并提前进行演练，避免患者出现冲动情况时社工不知所措。在开展服务之前，对每个小组组员的基本情况进行摸底，明确组员的某些敏感甚至禁忌话题与行为，必要时可对小组计划书进行相应的微调。

【案例七】实习社工小李组织完某节小组活动后，发现自己在实际操作中组员讨论偏题，且比预计超时20多分钟，他当时已经意识到了，但觉得制止大家的讨论会让组员们很扫兴。

首先，小李需要明确的是，组织活动成功与否的评估标准并不是不偏离主题、不超时、严格按照预案执行，且小组活动的方案并不是制订好就一成不变，而是需要结合参与者的实际情况作灵活调整。其次，为避免出现讨论"跑题"，在小组活动一开始时就应该向小组组员说明活动主题，使组员心里有所准备。在小组活动中如果发现组员话题偏离预定主题，小李可以使用引导性或者限制性技巧，提示组员回到预定的讨论内容上来，不能因为担心组员扫兴而一味迁就组员。最后，现场组员讨论超时20分钟，也从侧面反映出组员对讨论问题非常感兴趣，小李可以结合小组目标和组员需求，增加相关讨论内容，组员感到自己的合理需求被采纳，参与小组的积极性会更高。

【案例八】实习社工小王最近组织老年科精神障碍患者开展了暑期联欢活动，并且精心设置了各种文具作为奖品，但组织完活动之后发现没有领到奖品的组员们不开心，有的领到奖品的组员觉得奖品也没啥用，进而影响了对整个活动效果的评价。

在这个问题上，督导需要协助小王明确以下两点：一是考虑联欢性质的活动设置奖品是否合适。联欢活动本身就是患者和家属自编自演、展示才艺进而丰富住院生活的活动，更多体现的是患者的参与性，节目的表现形式和表演效果不是最重要的，节目设置奖品容易使敏感的患者以及部分未获奖的患者感受不佳，甚至影响以后参与活动的积极性。二是在奖品的设置环节，是否提前了解老年科精神障碍患者的需求，并根据患者的需求合理设置相应的奖品。在案例中，小王将文具作为奖品颁发给住院老年科患者，显然实用度不是特别大，出现有的获奖患者觉得奖品用处不大的现象也在情理之中。这也提示以后的实习社工，要根据活动类型的性质确定是否分发奖品，并根据服务对象的合理需求确定奖品类型。

第五节　精神健康社会工作其他问题

【案例一】实习社工小王在活动中一共给患者发了 5 支铅笔，最后在清点物资的时候发现只有 4 支，后来在另一名社工小张协助下发现铅笔被一名患者悄悄藏起。小张找到铅笔之后，对小王说："幸好患者没出什么事情，要不然万一有什么危险，后果非常严重。"并提醒小王以后开展服务的时候一定注意危险物品的管理，小王觉得小张未免太小题大做了，1 支铅笔能有什么危险呢？

在此案例中，小王的安全意识显然是不够的，并没有意识到铅笔可能对患者及其他人带来的潜在伤害。在精神科，很多在平常看似安全的物品，都有可能对患者及医护人员造成潜在的伤害。因此，社会工作者在组织住院精神障碍患者开展活动前，必须将所有活动物品及奖品请护士全部清点一遍，确保物品不会对患者本人及其他人造成伤害，如果活动中确实需要用到笔、剪刀等危险物品时，这些物品必须由社会工作者本人保管，即用即收，确保活动过程中的使用安全。同时，在活动结束之后，应该再次清点活动物品，确保活动前后数目一致，保障无任何其他潜在可能伤害自身或者他人的安全事件发生。总之，精神科的安全意识，怎么强调、怎么重视都不为过。

【案例二】小王和小李两人均为某校社会工作专业实习生，在专业实习的时候两人分别选择了不同的科室。小王所在的科室患者病情相对稳定，对社工认同度也较高，短短3周时间，小王在专职社工协助下开展了两次大型社交康乐活动，患者和家属反馈较好，小王也很开心。而小李所在的科室近期新入院患者较多，且大部分处在症状期，不适宜开展社交康乐活动。在交流中，小李得知小王开展了两次活动，而自己一次都没有开展，心中非常着急。

在集体督导时，小李了解了其他同学的进度后，难免心里着急。有的实习社工甚至会着急出方案、出策划，期待在有限的实习时间内尽快完成相应的活动。在此情况下，一定要提醒实习社工，每个临床科室患者的实际情况不一样，对社会工作服务内容的需求不一样，如果症状期的患者较多，应该等患者病情稳定之后再提供相应的服务。实习社工和实习社工之间、临床科室和临床科室之间在社会工作服务内容上不宜进行量化的比较，不管哪一类型的社工服务，实习社工均应根据服务对象的合理需求而开展。虽然小李暂时在科室无法开展小组或者社交康乐活动，但可以和其他病情稳定的患者接触，并视情况开展相应的个案服务，也可以在工作之余协助其他开展社交康乐活动的同学，积累自己在这方面的经验。在督导的时候，聆听其他同学开展实务过程中的经验与教训，为自己后续从事相关服务奠定基础。

【案例三】实习社工小李在专业实习结束之际，和服务对象道别。有服务对象提出，希望小李留下自己的个人手机号码，以后有问题的时候还可以再咨询他，小李不知如何是好。

服务对象希望实习社工留下联系方式，希望以后有需要还可以再咨询他，这也从另一方面表示服务对象对小李专业服务的肯定。一般而言，实习结束，实习社工和服务对象之间的专业关系也随之结束，因此不建议实习社工留个人联系方式。但是实习社工应该和患者解释清楚缘由，不宜生硬拒绝，并且告知服务对象，如果服务对象有继续服务的需要，可以寻求医院专职社会工作者或者其他机构专业人士的帮助。

图书在版编目（CIP）数据

精神健康社会工作实习／范乃康，刘俊，郭瑞主编．
—北京：中国社会出版社，2020.4
ISBN 978 - 7 - 5087 - 6331 - 6

Ⅰ.①精…　Ⅱ.①范…②刘…③郭…　Ⅲ.①精神卫生 - 社会工作 - 实习 - 教材　Ⅳ.①R749 - 45

中国版本图书馆 CIP 数据核字（2020）第 045015 号

书　　　名：	精神健康社会工作实习
主　　　编：	范乃康　刘　俊　郭　瑞

出 版 人：	浦善新
终 审 人：	李　浩
策划编辑：	孙武斌
责任编辑：	李新涛

出版发行：中国社会出版社　　　　邮政编码：100032
通联方式：北京市西城区二龙路甲 33 号
电　　话：编辑部：（010）58124841
　　　　　邮购部：（010）58124848
　　　　　销售部：（010）58124845
　　　　　传　真：（010）58124856
网　　址：www.shcbs.com.cn
　　　　　shcbs.mca.gov.cn
经　　销：全国各地新华书店

中国社会出版社天猫旗舰店

印刷装订：中国电影出版社印刷厂
开　　本：145mm×210mm　1/32
印　　张：5.25
字　　数：150 千字
版　　次：2020 年 4 月第 1 版
印　　次：2020 年 4 月第 1 次印刷
定　　价：30.00 元

中国社会出版社微信公众号